もしあなたが臨床研究を学んだら医療現場はもっととき☆め☆く

[著]
京都大学 准教授
福間 真悟

昭和薬科大学 教授
渡部 一宏

[監修]
京都大学 教授
福島県立医科大学 副学長
福原 俊一

じほう

時間よ とまれ

5歳の女の子が大人に難しい質問をして，答えられないと「ボーッと生きてんじゃないよ」と叱られるテレビ番組を見ていたら，「なぜ歳をとると，時間が早く過ぎるのか？」という難しい問題が出ました。時間心理学の専門家が，「それはときめくことがなくなるから」と解説するのを聞いて，膝を叩きました。

さて，皆さんは，今ときめいていますか？　「同じ仕事を繰り返すばかりの毎日……」，「朝早くから夕方まで記録を書くことに追われるだけの毎日……」なんて思うことはありませんか？　卒業したてのあのきらきらとした目の輝き，患者さんのために社会のために何かしたいと思ってときめいていたあの頃。あの頃の「ときめき」はまだ失われずにいますか？

私も大学でどんな勉強ができるのだろうと目を輝かせて入学しましたが，2〜3年後には既に目が淀んでいました（笑）。卒業して医療現場で働いてから，患者診療に生きがいを感じ，再び目を輝かせました。しかしそれも長続きせず，卒後10年でまたもや壁にぶつかってしまいました。そんな頃，私の目を再び輝かせてくれたのが臨床研究との出会いでした。以来，30年以上同じことをやっていますが毎日ときめいています。

なぜだろうと考えてみました。
  1. 臨床研究は，医療現場の疑問や悩みと直結している
  2. 臨床研究は1人ではなく，仲間と支え合い，切磋琢磨し合いながら行う
  3. 研究成果を論文に可視化すると，世界の医療者に届き反応がある（かもしれない）
  4. 研究成果は，論文になるだけでなく医療や政策を変えられる（かもしれない）

他にも，臨床研究が医療者を魅了する何かがあるのかもしれません。

あの頃のときめきを思い出し，初心に戻って新しいことにチャレンジする「時」は，そう，「いま」しかないのです。その意味を込めて，本書のタイトルを『もしあなたが臨床研究を学んだら医療現場はもっとときめく』としました。皆さんも，本書を読んで臨床研究を学んでみませんか？　そして仲間と一緒に研究を始めてみませんか？　毎日がときめき，時間がゆったりと過ぎることを保証します。

福原 俊一
まだ寒い京都にて

読者の皆様へ

この本を手にしたきっかけは何でしょうか？

上司に臨床研究をするように言われた？　それとも学会発表の直前ですか？

たとえ，そうであったとしても，この本を通して，臨床研究は皆様が日々，医療現場で困っていることを解決する一つの方法であることを感じていただき，楽しく，ときめいて臨床研究を行っていただければと思います。

この本では，臨床研究のとっつきにくい，わかりにくい部分をできるだけ簡易にお伝えすることを心がけました。そのため，専門的な言葉の数を過剰に増やさないように，同じ言葉を繰り返し，いろいろな形で説明しています。おさらいやケースで学ぶ部分を多くしたのも，そのためです。専門用語は，言葉の一般的な意味だけでなく，それが，どのような場面で重要か，どのように利用されるのかを，ケースで考えることが大切だと考えています。

私がお勧めできるこの本の使い方です。

1. 第1章から順番に読んで，漫画のストーリーと一緒に臨床研究全体の流れを把握する
2. 自分が気になるタイトルの章をつまみ食いで読む
3. わからない言葉を索引で引き，その紹介箇所を読む
4. 実践編やケースの解説を読んで，自分が臨床研究を行う際の参考にする

皆様の臨床研究や日々の診療が，いままでよりもっと楽しく，ときめいたものになることを祈っています。

福間 真悟

読者の皆様へ

この度，2013年から2年間にわたって「月刊薬事」に連載執筆させていただいた『時めき臨床研究』が書籍化されるにあたり，著者の一人としてこの上ない喜びであります。

『時めき臨床研究』の連載の目的は，臨床研究を実施し論文を書き，認定薬剤師や専門薬剤師を目指したい薬剤師に臨床研究リテラシーを提供することだけでなく，毎日の日常薬剤業務に疲弊している薬剤師に，臨床研究を通して元気になってほしいとのマインドを伝えたいとの思いから，福原俊一先生，福間真悟先生とともに連載をはじめました。

本編は，メインキャラクターである新人薬剤師ビート君が，日常臨床を通じて臨床研究リテラシーをSTEP BY STEPで進めていくことをモットーとし，スキット形式で親しみやすい内容としました。多くの薬剤師の仲間から，『時めき臨床研究』の連載に対して，実践的でわかりやすいと好評の言葉をいただき大変励みになりました。

また，私は福原俊一先生，福間真悟先生とともに実施している多職種対象とした臨床研究デザインワークショップを通じ，薬剤師同様にさまざまなメディカルスタッフが臨床研究に対する悩みをもっていることがわかりました。そこで本編を書籍化するにあたり，当初想定していた対象読者を薬剤師・薬学生だけでなく，医師，看護師，及びあらゆるメディカルスタッフに広げ，構成内容を若干変更しました。また，この連載の特徴であるスキット形式で進めることについては漫画化しよりわかりやすく編集しました。さらに本のタイトルを『もしあなたが臨床研究を学んだら医療現場はもっととめく』と斬新なネーミングにしました。

本書を多くの医療者に手に取っていただき，臨床研究リテラシーを学ぶ際の一助となれば幸甚です。

最後に，じほう編集部 吉岡陽一氏ほか，じほうの皆様に感謝申し上げます。

新人薬剤師ビート君って，もしかしたら誰かさんに似ている？？

渡部 一宏

目次　Contents

時間よ とまれ／読者の皆様へ ‥‥‥‥‥‥‥‥‥‥‥‥‥‥‥‥‥‥ iii

プロローグ　疑問は医療現場に落ちている！ ‥‥‥‥‥‥‥ 1

第1章　医療現場の疑問をリサーチ・クエスチョンにする

　1　医療現場の疑問を整理する ‥‥‥‥‥‥‥‥‥‥‥‥‥‥‥ 7
　2　疑問を解決可能な形に構造化する ‥‥‥‥‥‥‥‥‥‥‥‥ 13
　3　PECOの落とし穴 ‥‥‥‥‥‥‥‥‥‥‥‥‥‥‥‥‥‥‥ 20
　4　良いリサーチ・クエスチョンとは？ ‥‥‥‥‥‥‥‥‥‥‥ 31
　One More Question ‥‥‥‥‥‥‥‥‥‥‥‥‥‥‥‥‥‥‥‥ 42

第2章　測定のデザインを学ぶ

　1　測定のデザイン ‥‥‥‥‥‥‥‥‥‥‥‥‥‥‥‥‥‥‥‥ 47
　2　測定結果の示し方 ‥‥‥‥‥‥‥‥‥‥‥‥‥‥‥‥‥‥‥ 57
　3　存在・発生・効果の指標① ‥‥‥‥‥‥‥‥‥‥‥‥‥‥‥ 67
　4　存在・発生・効果の指標② ‥‥‥‥‥‥‥‥‥‥‥‥‥‥‥ 75
　One More Question ‥‥‥‥‥‥‥‥‥‥‥‥‥‥‥‥‥‥‥‥ 84

第3章　研究デザインの型と第3の因子

　1　研究デザインの型 ‥‥‥‥‥‥‥‥‥‥‥‥‥‥‥‥‥‥‥ 88
　2　比較の質：第3の因子に気をつけよう ‥‥‥‥‥‥‥‥‥‥ 106
　One More Question ‥‥‥‥‥‥‥‥‥‥‥‥‥‥‥‥‥‥‥ 118

第4章　ここまでのおさらいをしよう

　1　医療現場の疑問をリサーチ・クエスチョンにする（第1章の復習）‥‥‥ 122

| | 2 | 測定のデザイン（第2章の復習） | 129 |
| | 3 | 研究デザインの型と第3の因子（第3章の復習） | 137 |

インターミッション　実践編の前に，力だめしのケーススタディ

	1	CQをRQにする	146
	2	PE（I）COを立てる	150
	3	抄録をブラッシュアップする	157

第5章　いざ，研究デザイン実践編！

	1	あなたの疑問を構造化する	167
	2	研究デザインの型を決めてRQを揉む	179
	3	研究計画へのつっこみ（批判的吟味）	191
	4	対象者の数を決める	201
	5	比較の質を高める	211
	6	バイアスの予防	225
	7	解析方法を選ぶ	233
	8	臨床研究に関する倫理的配慮	243
		One More Question	251

エピローグ　臨床研究の地図：7つのステップを総まとめ　252

QUIZの解答	261
索引	263
著者プロフィール	267

執筆者一覧

■著

福間　真悟　京都大学大学院医学研究科 人間健康科学系専攻
京阪神次世代グローバル研究リーダー育成コンソーシアム
特定准教授

渡部　一宏　昭和薬科大学 臨床薬学教育研究センター 実践薬学部門 教授

■監修

福原　俊一　京都大学大学院医学研究科 教授
福島県立医科大学 副学長

■執筆協力

大西　良浩　認定NPO法人 健康医療評価研究機構 研究事業部 グループ長
岡田　浩　国立病院機構京都医療センター 臨床研究センター 予防医学研究室
関根　祐子　千葉大学大学院薬学研究院 実務薬学研究室 教授

臨床研究計画作成支援アプリ「QMentor」の利用方法

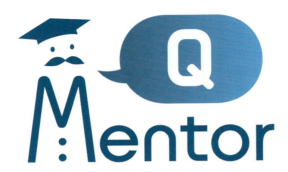

QMentor（キュー・メンター）は，あなた自身のリサーチ・クエスチョン（RQ）から構造化された研究計画を作成するためのアプリです。インターネットにつながるPCやタブレットがあれば利用可能です。アプリのガイドに沿ってRQを整理していくと，構造化された研究計画を作成できます。

　本書の第5章の解説はQMentorと連動しています。

https://goo.gl/ST7Hvv にアクセスしてください。
右のQRコードからも直接アクセスできます。

QMentorは，本書の監修者・著者が京都大学大学院にて開発，認定NPO法人 健康医療評価研究機構が運用しています。

時めき病院のスタッフ紹介

ビート君
1年目の薬剤師。元気満々，薬剤部の将来期待の星と言われているが，お調子者で怖いもの知らずが玉に傷。

コリンさん
主任看護師。看護部きってのしっかり者。勉強会や学会発表の際はしんのすけ先生にいろいろ教えてもらっている。

しんのすけ先生
臨床経験12年目の内科医。大学での研究生活から医療現場に復帰した内科のエース。スタッフ，患者から信頼されている。

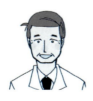

ふうたろう先生
内科部長。しんのすけ先生の上司にして臨床研究のエキスパート。趣味は茶道とダンス。

マンガ　いちごとまるがおさん（http://itigotomarugao.jp/）

プロローグ

疑問は医療現場に落ちている！

　時めき病院に勤めて早10ヵ月が過ぎ，仕事にも慣れてきた新人薬剤師ビート君。今日から病棟での業務が始まり，目の輝き，ときめき度が一段とUPしています。担当する呼吸器内科病棟は，若手看護師やレジデント医師からも一目置かれる看護主任コリンさんがリーダーシップをとっている病棟です。ビート君がこの病院で学生実習を受けていたときからコリンさんにはいろいろお世話になっていました。

　お〜っと，そろそろビート君にとって初めての朝の病棟回診，申し送りが始まるようですよ。

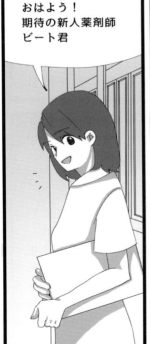

おはよう！
期待の新人薬剤師
ビート君

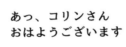

あっ、コリンさん
おはようございます

今日からこちらの病棟で
毎朝、病棟回診と
申し送りに参加させて
いただきます
よろしくお願いします

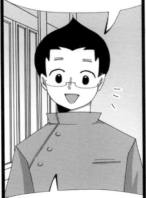

あれ、ビート君、
緊張してるの？？

大丈夫よ、
ビート君が学生実習したときと
同じメンバーの
看護師スタッフだし、
ドクターのしんのすけ先生や
部長のふうたろう先生も
いらっしゃるし

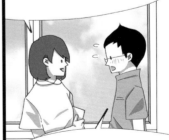

懐かしいですね
楽しみだな
でもちょっと緊張……

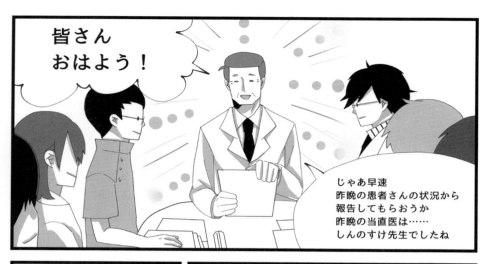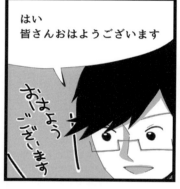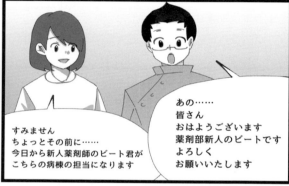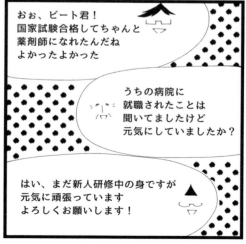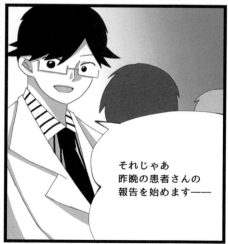

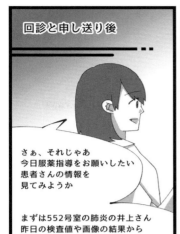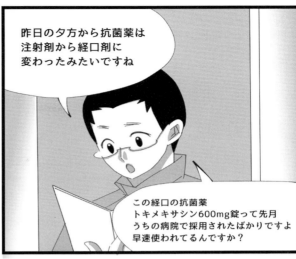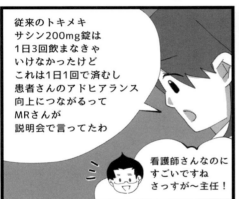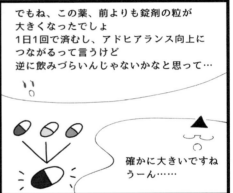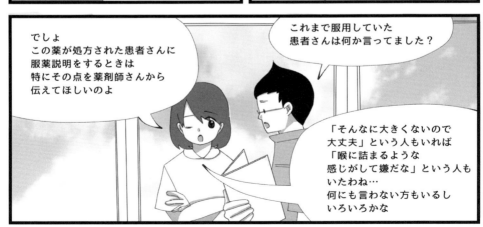

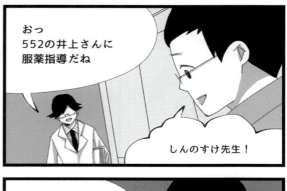
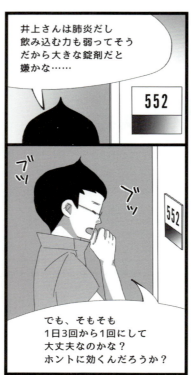
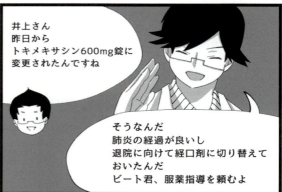

ふうたろう先生のOne More Lecture

　ビート君が感じた疑問は，医療現場にいる人ならではの素晴らしい疑問ですね．しかし，このような漠然とした疑問は，そのままでは解決することはできないでしょう．

　最初に，漠然とした疑問（これをクリニカル・クエスチョンとよびます）を解決可能なリサーチ・クエスチョンに変換する必要があります．どうすればよいのか戸惑っている方，本書を読んで一緒に勉強しましょう．

　次回からは，ぼんやりとしたクリニカル・クエスチョンから，解決可能なリサーチ・クエスチョンを見つける方法について解説していきます．

第1章

医療現場の疑問を
リサーチ・クエスチョンにする

1	医療現場の疑問を整理する	p. 7
2	疑問を解決可能な形に構造化する	p.13
3	PECOの落とし穴	p.20
4	良いリサーチ・クエスチョンとは?	p.31

第1章
医療現場の疑問をリサーチ・クエスチョンにする

1 医療現場の疑問を整理する

　新人薬剤師ビート君は，経口抗菌薬トキメキサシン600mg錠の服用を開始した肺炎の患者さんの服薬指導をとおして，さまざまな臨床の疑問が浮かんできたようです。

　今回はクリニカル・クエスチョン（clinical question；CQ）について学びましょう。CQとは，医療現場で感じた漠然とした疑問であり，臨床研究の出発点です。これを磨くことで解決可能なリサーチ・クエスチョンになります。

　毎日，医療現場で働いていてもいざとなるとなかなかCQが思い浮かばないという悩みもあると思います。そこで，CQを思いつく視点やCQの4つのパターンについて，ビート君と一緒に勉強しましょう。

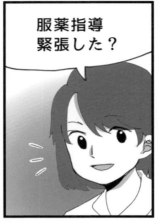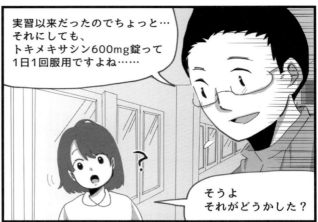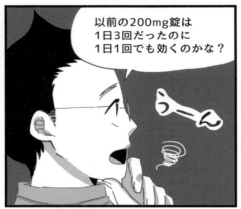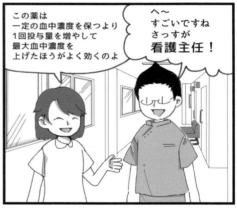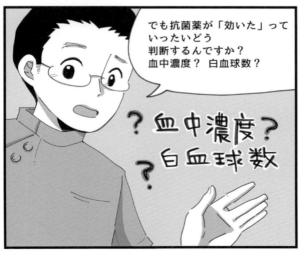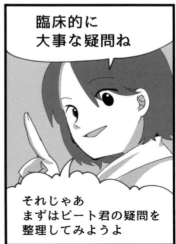

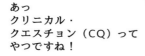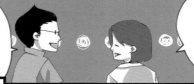

あっ クリニカル・クエスチョン（CQ）ってやつですね！

思いついた疑問をホワイトボードに書いてみて！

はい！

服薬指導で感じたCQ（byビート）
・トキメキサシン600mg錠の1日1回投与は，200mgの1日3回投与より効くのか？
・白血球数で，抗菌薬がよく効いたかどうかを判断できるのか？
・600mg錠のように大きな剤形は飲みにくいため，患者の満足度は低下しないか？
・服薬指導をすることで，患者の飲み忘れは減るか？
・トキメキサシン600mg錠はどのような患者に使用されているか？
・トキメキサシン600mg錠内服患者の肺炎の経過はどうなっているか？
・抗菌薬の血中濃度が高いと，肺炎の症状の改善は早いか？
・服薬指導について患者が期待していることは？
・薬の飲みやすさと内服コンプライアンスは関連するか？

1回の服薬指導でこれだけ疑問を見つけたのね すごい！

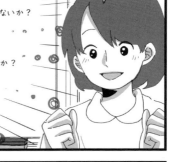

おっ

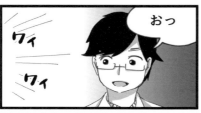

2人で何を話していたんですか？

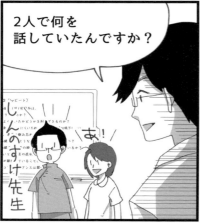

ビート君が抱いた疑問を整理してみたんです

すごいじゃない！
真剣に取り組んでいるからこれだけのCQが出てくるんだよ

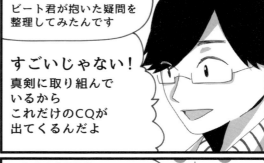

しんのすけ先生 それ以上ほめるとビート君が調子に乗ってしまいますよ（笑）

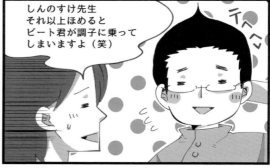

ビート君は、さまざまなクリニカル・クエスチョン（clinical question：CQ）を書き出しました。皆さんも、CQをノートに書きとめることから始めてみましょう。CQが出てこないと悩んでいるあなた、次のような視点で考えてみることをお勧めします。

> **CQを思いつく視点**
> ・患者さんの困っていることに耳を傾ける
> ・自分たちが医療現場で困ったり、悩んだりしていることに注目する
> ・日常的に行っている医療行為が本当に正しいかを洗い直す
> ・先人達（先輩、過去の研究者）によってわかっていることを整理して、何がわかっていないかを考える

　患者さんの言葉や先人の意見は、CQのヒントになります。通常行っている医療行為や、あたりまえだと思っていた慣習をまっさらな目で吟味してみることも重要です。

　次に、CQを整理してみましょう。「CQは無限にあるので、どう整理すればよいのかわからない」と思われる方もいるでしょう。しかし、医療者のCQは大きく以下の4つのパターンに分類できるのではないかと考えています。このようにパターン分類すれば、何を明らかにしたいのかを意識して、CQを明確にすることができます。

> **CQ 4つのパターン**
> 1. 病気や診療の実態を調べる
> 2. 原因と結果の関連を調べる
> 3. 治療や指導の効果を調べる
> 4. 診断や評価の方法の性能を調べる

　「病気や診療の実態を調べる」とは、病気や診療をありのままに記述することです。例えば、服薬指導が必要な患者はどれくらいいるのか、患者の服

薬アドヒアランスはどれくらいか，などです。これによって医療現場の課題が明確になり，次に何を明らかにすればよいのかがわかります。

「原因と結果の関連を調べる」とは，ビート君の例では「剤形と患者満足度の関連」です。ここでは，剤形が原因，患者満足度が結果となっています。

「治療や指導の効果を調べる」とは，特定の治療や指導が患者に与える影響を調べることです。ビート君の例では「服薬指導が服薬アドヒアランスに与える効果」を調べます。

「診断や評価の方法の性能を調べる」とは，特定の診断法，患者評価法が有用かどうかを調べることです。ビート君の例では「白血球数が肺炎の改善を正確に評価できているか」を調べます。

ビート君のCQを4つのパターンに分類して整理すると以下のようになります。

4つのパターンで分類したCQ

1. 病気や診療の実態を調べる
- トキメキサシン600mg錠はどのような患者に使用されているか？
- トキメキサシン600mg錠服用患者の肺炎の経過はどうなっているか？

2. 原因と結果の関連を調べる
- 抗菌薬の血中濃度が高いと，肺炎の症状の改善は早いか？
- 剤形と患者の満足度は関連するか？
- 薬の飲みやすさと服薬アドヒアランスは関連するか？

3. 治療や指導の効果を調べる
- トキメキサシン600mg錠の1日1回投与は，200mg錠の1日3回投与より効くのか？
- 服薬指導をすることで，患者の薬の飲み忘れは減るか？

4. 診断や評価の方法の性能を調べる
- 白血球数で，抗菌薬が効いたかどうかを判断できるのか？

第 1 章　医療現場の疑問をリサーチ・クエスチョンにする

 QUIZ （解答例はp.261）

A〜DのCQを，下の①〜④の4つのパターンに分類してみましょう。

A. 薬の飲み忘れをしている患者さんはどれくらいいる？
B. 薬剤師の服薬指導によって，薬の飲み忘れが減るのではないか？
C. 一人暮らしの患者は薬を飲み忘れやすいのではないか？
D. 薬剤師の問診によって，薬の副作用を精度高く検出できる？

① 病気や診療の実態を調べる
② 原因と結果の関連を調べる
③ 治療や指導の効果を調べる
④ 診断や評価の方法の性能を調べる

第 1 章
医療現場の疑問をリサーチ・クエスチョンにする

2 疑問を解決可能な形に構造化する

　前回，ビート君は経口抗菌薬トキメキサシン600mg錠の服用を開始した肺炎患者さんの服薬指導を通じて，さまざまな漠然とした臨床の疑問（クリニカル・クエスチョン；CQ）を抱きました。ビート君のCQを4つのパターンに分類すると以下のようになりましたね。

1. 病気や診療の実態を調べる
   - トキメキサシン600mg錠はどのような患者に使用されているか？
   - トキメキサシン600mg錠服用患者の肺炎の経過はどうなっているか？

2. 原因と結果の関連を調べる
   - 抗菌薬の血中濃度が高いと，肺炎の症状の改善は早いか？
   - 剤形と患者の満足度は関連するか？
   - 薬の飲みやすさと服薬アドヒアランスは関連するか？

3. 治療や指導の効果を調べる
   - トキメキサシン600mg錠の1日1回投与は，200mg錠の1日3回投与より効くのか？
   - 服薬指導をすることで，患者さんの薬の飲み忘れは減るか？

4. 診断や評価の方法の性能を調べる
   - 白血球数で，抗菌薬が効いたかどうかを判断できるのか？

　はたしてこれからどのような展開になるのか，さっそくビート君たちの会話を覗いてみましょう！

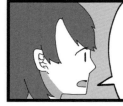
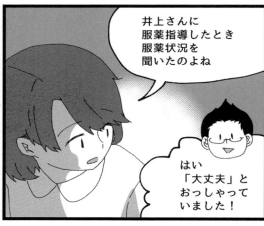
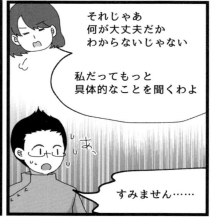
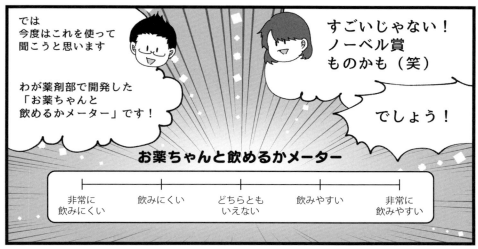

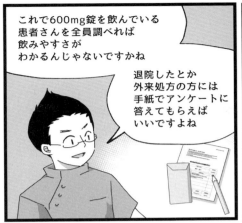
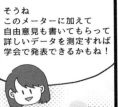
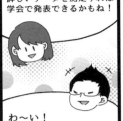
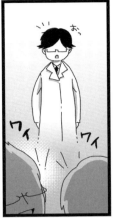
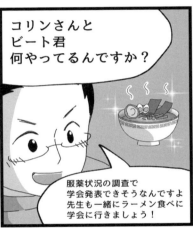
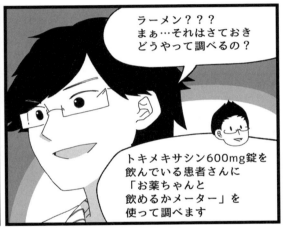
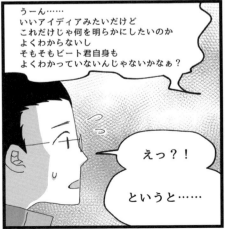
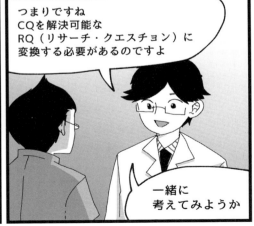

解説

　ビート君とコリンさんは「お薬飲めるかメーター」を使って早速，測定を始めようとしましたが，何か忘れてはいないでしょうか？　そうです，研究計画です！　曖昧なクリニカル・クエスチョン（clinical question；CQ）のまま，計画なしに研究を開始すると失敗します！　計画を立てるためには，基本骨格となる明確なリサーチ・クエスチョン（research question；RQ）が重要です。

　そこで今回学ぶのは，「曖昧なCQを解決可能なRQに変換する方法」です。

CQとRQの違い

　CQは医療現場で感じた疑問そのものです。CQは漠然としていて，研究を実施するためにはもっと明確で具体的にする必要があります。

　一方，RQは研究で明らかにしたいことを宣言した簡潔な文章です。研究計画に必要な基本要素で構成され，「研究の基本骨格」であると言えます。

RQを構成する主な要素

　ビート君のCQを例に考えていきましょう。ビート君のCQは，「患者さんは粒の大きなトキメキサシン600mg錠をちゃんと服用してくれるか？」でした。これは，4つのCQのなかではどのタイプに相当するでしょうか？　薬の剤形（大きさ）が原因で，薬の服用状況が結果と考えると，「原因と結果の関連を調べる」ですね。それでは，誰においてこれが問題となっているでしょうか？　肺炎で経口剤を服用する患者さんですね。そこでRQは，「肺炎で経口抗菌薬を服用する患者さんにおいて，薬の剤形（大きさ）と服用遵守割合は関連するか？」となります。

　このままでは研究計画の基本要素がわかりにくいので，各要素の頭文字を取って**PECO**（ペコ）の形に分解することをお勧めします。

> **P**（**P**atients/**P**articipants）：誰に？（対象）
> **E**（**E**xposure）：何があると？（要因）
> **C**（**C**omparison）：何（要因がない，あるいは別の要因がある）と比べて？（比較対照）
> **O**（**O**utcome）：どうなるか？（アウトカム）

P（対象）とは，「誰に？」研究を行うかを示したものです。**研究対象者**とよびます。ビート君の場合は，肺炎で抗菌薬を服用する患者さん達ですね。

E（要因）と**C**（比較対照）とは，「何があると？」，「何と比べて？」の「何」の部分に相当します。要因の集団と比較対照の集団をあわせると，対象者の集団になります。この比較対照を設定し，要因と比較することで初めて，関連や効果を調べることが可能となります。

O（アウトカム）とは，「どうなるか？」という研究の対象者に起こる結果を示すものです。ビート君の場合は，薬の服用の有無，つまり服用遵守割合になります。

なお，PECOに似たものとして**PICO（ピコ）**があります。EはExposure（要因）でしたが，IはIntervention（介入）です。治療や指導の効果を調べるRQにおいて，研究のために対象者の治療（指導）を変更するような研究では，PECOではなくPICOとなります（介入研究については第3章-1で学びます）。

ビート君のRQをPECOでまとめると以下のようになります。

> **P**：肺炎で経口抗菌薬トキメキサシンを服用する患者
> **E**：剤形の大きなトキメキサシン600mg錠を1日1回服用する場合
> **C**：剤形の小さなトキメキサシン200mg錠を1日3回服用する場合
> **O**：服用遵守割合

「お薬飲めるかメーター」が出てきませんね？　ビート君たちは新たな尺度を利用した測定に飛びついてしまったので，本来測るべきものとは異なるものを測定しようとしてしまったのかもしれませんね。もし「お薬飲めるか

メーター」を活用する場合には，RQが変わってきます。次のようなRQが考えられるかもしれません。それぞれのRQで何を明らかにすることができるのか，読者の皆さんも考えてみてください。

> **P**：肺炎で経口抗菌薬トキメキサシンを服用する患者
> **E**：剤形の大きなトキメキサシン600mg錠を1日1回服用する場合
> **C**：剤形の小さなトキメキサシン200mg錠を1日3回服用する場合
> **O**：「お薬飲めるかメーター」で測定した薬の飲みやすさ

ふうたろう先生の One More Lecture

●デザインなき測定は，地図を持たない旅と同じ

　RQの吟味や，そのRQに答えるための「研究の基本設計図」のデザインに時間をかけないで，すぐ測定やデータ収集を開始してしまうことは，地図を持たずに旅に出るようなものですね。論文の失敗の多くの原因は，この点に時間をかけずにデータをとにかく測定してしまうことにあります。

　一方で，あなたの疑問に答えるための「研究の基本設計図」は一気に完成させることが難しいものです。抜けが出たり，重要なポイントを見逃したりします。そこで私は，これを7つのステップに分けて作業することを推奨しています（図1）。今回学んでいる内容は，その最初のステップである「疑問を構造化する」に相当します。これによって，この研究で何を明らかにしたいのか，自分の頭の整理ができます。

　1987年にノーベル賞生理学・医学賞を受賞した利根川進教授も，以下のように話しています。

　　まず疑問をもち，その内容を詰めていって，何がどう問題なのか，
　　　疑問点をはっきりクエスチョンの形に定式化するのが重要です。

2 疑問を解決可能な形に構造化する

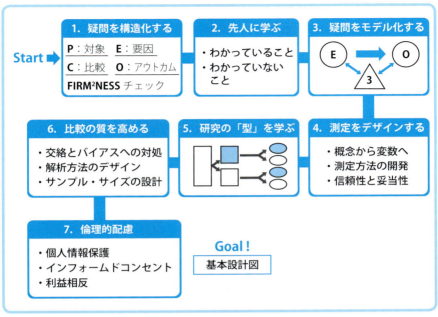

図1 臨床研究の7つのステップ――漠然とした疑問から研究の基本設計図へ
〔福原俊一：臨床研究の道標；7つのステップで学ぶ研究デザイン 第2版（上），健康医療評価研究機構，2017より〕

 QUIZ （解答例はp.261）

以下のCQをPECOにしてみましょう。

「朝ごはんを抜くと太りやすいか？」

第1章

医療現場の疑問をリサーチ・クエスチョンにする

3　PECO の落とし穴

　前回，ビート君は漠然とした疑問（クリニカル・クエスチョン；CQ）から早速研究を開始しようとしましたが，しんのすけ先生に止められました。そして，計画なしに研究を開始すると失敗すること，研究計画の基本骨格となるリサーチ・クエスチョン（RQ）が重要であること，RQの基本要素はPECO（ペコ）であることを学びました。そして，2つのPECOを考えました。

　1.　剤形と服用遵守割合の関連
　　P：肺炎で経口抗菌薬トキメキサシンを服用する患者
　　E：剤形の大きなトキメキサシン600mg錠を1日1回服用する場合
　　C：剤形の小さなトキメキサシン200mg錠を1日3回服用する場合
　　O：服用遵守割合

　2.　剤形と飲みやすさの関連
　　P：肺炎で経口抗菌薬トキメキサシンを服用する患者
　　E：剤形の大きなトキメキサシン600mg錠を1日1回服用する場合
　　C：剤形の小さなトキメキサシン200mg錠を1日3回服用する場合
　　O：「お薬飲めるかメーター」で測定した薬の飲みやすさ

　このようにPECOの形に変換することで，ビート君が何を考え，この研究で何を明らかにしたいのかがよくわかるようになります。疑問を他の人に伝えることも簡単になるので，PECOは臨床研究のコミュニケーションツールとしても使えるのです。

　さて，PECOを考えたビート君。意気揚揚かと思いきや，少し悩んでいるようです……。

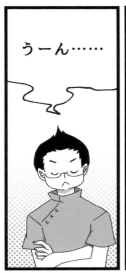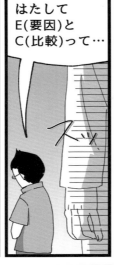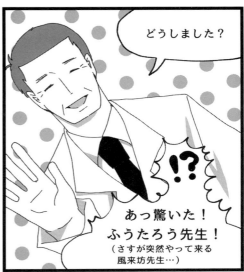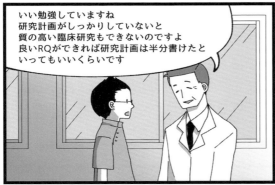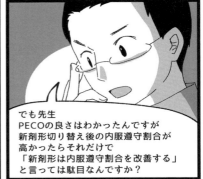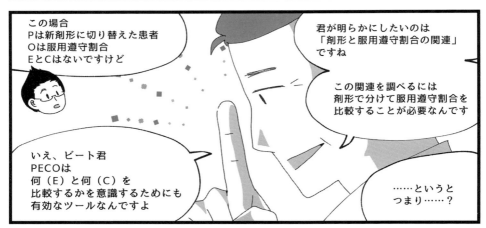

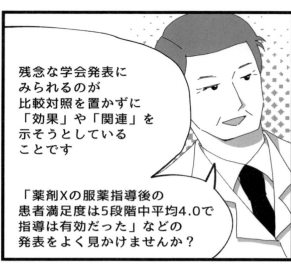
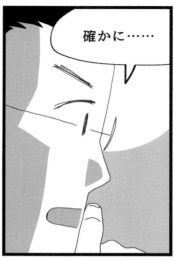
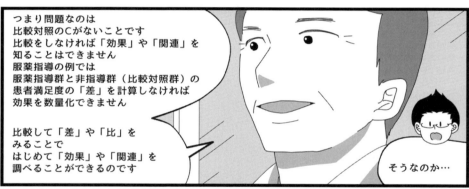
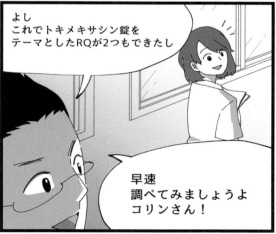
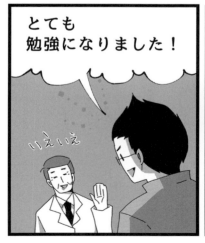

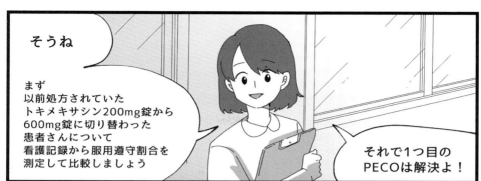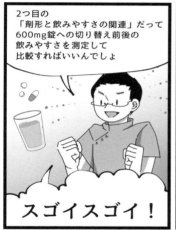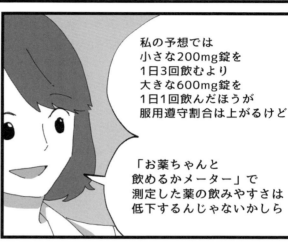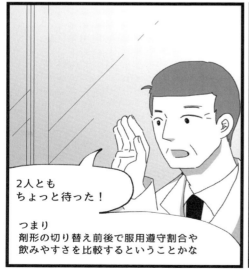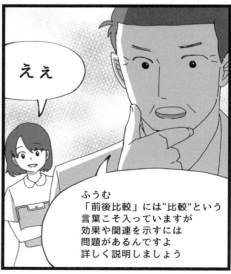

解説

前後比較で効果や関連は示せない

　特定の医療行為や指導が行われる前後でアウトカムを比較する**前後比較研究**があります。比較という言葉が入っていますが，これには比較対照群がありません。紛らわしいですね。例をあげて説明しましょう。

> モニター10名に対して，運動器具アブマジックの利用開始前後で体重を測定し，3カ月間で平均8kgも体重が減少した。運動器具アブマジックの減量効果を認めた。

　これは典型的な前後比較です。もしかしたら，運動器具を利用しなくても自然に体重が減ったかもしれない，運動器具以外に食事などが変化したかもしれないなど，体重減少は運動器具の効果ではなく，ほかにさまざまな原因が考えられます。これは，運動器具を使った，体重が減った，良かったというように3つの「た」がありますので「さん（三）た論法」とよびます。

　もう一つ例をあげて説明します。下の図を見てください。

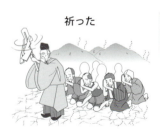
祈った
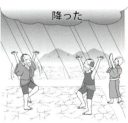
降った
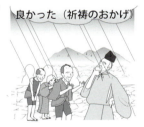
良かった（祈祷のおかげ）

　これは「雨乞いさん（三）た」とよびます。祈った，降った，良かったと3つの「た」がありますね。日照りが続いたので，祈祷師に雨乞いをお願いしました。そうすると，いつか雨が降ります。皆は祈祷師のおかげ（効果）で雨が降ったと喜びました。

　皆さんなら，これが祈祷の効果であるとは思いませんよね。なぜなら，比較対照群のない前後比較であるからです。さて，これを臨床研究の例に置き換えてみてください。「薬を飲んだ，治った，効果があった」のような「さ

3 PECOの落とし穴

んた論法」の発表をよく見かけませんか？

PECOのロジカルチェック

❶ 対象（P）＝要因（E）＋比較対照（C）

　さて，ここからは，PECOをつくるときに間違いやすいポイントについてさらに学んでいきましょう。

　「効果」や「関連」を調べるためには比較が必要であることを学びました。PECOで整理すると何と（E）何を（C）比較しているかも明確になりましたね。ここで注意していただきたい点は，要因の人数と比較対照の人数を合わせると，対象者の人数になるということです。当たり前のような感じがしますが，案外このルールが守られていない例を見ます。ビート君の例で考えてみましょう。

> **P**：肺炎で経口抗菌薬トキメキサシンを服用する患者
> **E**：剤形の大きなトキメキサシン600mg錠を1日1回服用する場合
> **C**：剤形の小さなトキメキサシン200mg錠を1日3回服用する場合
> **O**：服用遵守割合

　トキメキサシン200mg錠を1日2回服用する患者がいた場合，対象（P）の条件は満たすものの，要因（E）にも比較対照（C）にも含まれませんね。トキメキサシン以外の経口抗菌薬を服用する患者も同様です。つまり，このPECOでは対象（P）の定義がまだ緩いために，要因（E）にも比較対照（C）にも含まれない対象者が存在してしまうことになります。

　また，こんなことは少ないかもしれませんが，トキメキサシン600mgと200mgの両方を飲んでいる患者が存在すると，要因（E）と比較対照（C）のどちらに分類するのか困りますね。もし1人の対象者が要因（E）と比較対照（C）の両方で重複してカウントされると，P＝E＋Cを満たさなくなります。このような問題が起きないようにPECOをチェックすることが重要です。皆さんでしたら，ビート君のPECOをどのように修正しますか？　考えてみてください。

第1章　医療現場の疑問をリサーチ・クエスチョンにする

❷ PECOと四分表

　P＝E＋Cの関係はわかりましたが，まだアウトカム（O）が登場していません。病気の発生などのように，アウトカムがあり・なしの2値で定義できる場合で考えてみましょう。対象者は，①要因（E）か比較対照（C）か，②アウトカム（O）の有無，の2つの軸で下のように分類することができます。

	要　因	比較対照
アウトカムあり	A	B
アウトカムなし	C	D

　対象者はA～Dまで4つのマス目に分類され，1人の対象者はどこか1つのマス目に分類されます。これを四分表とよびます。対象者＝A＋B＋C＋D，要因＝A＋C，比較対照＝B＋Dですね。以下も考えてみてください。

①要因（E）のグループにおけるアウトカムありの割合は？
②比較対照（C）のグループにおけるアウトカムありの割合は？

　①と②の結果を比較することで，「関連」や「効果」を示すことが可能です。詳しくは次回以降でお話しします。

❸ PECOの各要素は独立している

　言葉で書くと難しいですね。独立って何でしょうか？　下を例に，具体的に考えてみましょう。この例の問題点は何でしょうか？　そうです，対象（P）の条件に，アウトカム（O）の有無が含まれていますね。対象者を視力障害のある患者にしてしまったので，アウトカムである視力障害の有無をみることができなくなっています。

よくある間違い①

P：糖尿病で視力障害のある患者
E：血糖コントロールが良い場合
C：血糖コントロールが悪い場合
O：視力障害の有無

26

3　PECO の落とし穴

　再度，四分表で考えてみましょう。対象者にはアウトカムありの区分しか
なく，下の表のようになります。これでは，血糖コントロールと視力障害の
有無の関連を調べることはできませんね。

	要　因	比較対照
アウトカムあり	E	C
アウトカムなし	なし	なし

　また，下のような間違いを見ることもあります。これは，要因（E）や比
較対照（C）のなかにアウトカム（O）の有無が含まれていますね。四分表
で見ると以下のようになります。この場合も，血糖コントロールと視力障害
の有無の関連を調べることはできませんね。

よくある間違い②

P：糖尿病患者
E：血糖コントロールが良くて視力障害のない患者
C：血糖コントロールが悪くて視力障害のある患者
O：視力障害の有無

	要　因	比較対照
アウトカムあり	なし	C
アウトカムなし	E	なし

　このように，PECOの各要素を四分表で書いてみるとロジカルチェックが
可能です。皆さんもぜひ試してみてください。

❹ EはOより先

　次のような例もときどき見かけます。

> **よくある間違い③**
> P：糖尿病患者
> E：視力障害のある患者
> C：視力障害のない患者
> O：血糖コントロールの状態

この例では，もともと知りたかったのは以下のような関係でした．

> 血糖コントロール⇒視力障害

しかし，上のPECOでは以下のようになっています．

> 視力障害⇒血糖コントロール

これではEとOが逆転していますね．

> 要因⇒アウトカム

と書いてみることで，EとOが逆になっていないかをチェックすることができます．

PECOにならないRQ

いままで，RQの基本要素はPECOであると説明してきましたが，実はPECOにならないRQもあります．

❶ 病気や診療の実態を調べるRQ

このRQでは関連や効果を調べるわけではないので，比較を行いません．よって要因や比較対照がありません．あえてPECOで書くと，PとOのみになります．

❷ 探索的なRQ

何がアウトカムに関連するのか明確でない状態で，多数の要因の候補から

3 PECOの落とし穴

探索する場合があります。これを探索的なRQとよびます。この場合，要因は一つではなく複数あるので，PをEとCに分けることができません。あえてPECOで書くと次のようになります。

> P：糖尿病患者
> E・Cの候補：血糖コントロールの状態，罹病期間，年齢……
> O：視力障害の有無

　医療者は「○○に関連するのは何だろうか？」という疑問をもつことが多くありますので，このような探索的なRQは非常に重要です。探索的なRQから仮説が示されると，特定の要因とアウトカムの関連を調べる検証的なRQ（PECOで書けますね）へつながります。

❸ 診断や評価の方法の性能を調べるRQ

　診断法の性能は感度や特異度として表される場合があります。このような場合，PECOにはできません。例えば，「2項目の質問で抑うつを診断できるか？」などのRQです。
　一方，診断法・評価法の結果と患者アウトカムの関連を調べる場合はPECOにすることが可能です。

＊　　　＊　　　＊

　PECOにばかり目を向けると，PECOにならないRQを思いつきにくい場合があります。これをPECO縛りとよびます（笑）。もちろんPECOは基本ですので，重要であることに変わりはありませんが，PECOにならないRQがあることも覚えておいてください。

29

第1章　医療現場の疑問をリサーチ・クエスチョンにする

 QUIZ （解答例はp.261）

次のPECOのロジカルチェックをしてみましょう。①〜③のどの条件を満たしていないでしょうか？

外来の高血圧患者を対象に，運動習慣，減塩習慣，血圧の状態を一時点で調査する計画。
P：外来の高血圧患者
E：運動習慣あり
C：減塩習慣あり
O：血圧の状態

① P＝E＋C
② PECOの各要素は独立
③ EはOより先

第1章

医療現場の疑問をリサーチ・クエスチョンにする

4 良いリサーチ・クエスチョンとは?

　前回, ビート君は病棟での服薬指導を通じて, 経口抗菌薬トキメキサシン錠についてのクリニカル・クエスチョン (clinical question ; CQ) を考えました。このCQを解決するためコリンさんやしんのすけ先生に相談して, 何とかPECO (ペコ) の形のリサーチ・クエスチョン (research question ; RQ) に構造化することができました。

　後からひょっこり現れたふうたろう先生のアドバイスもあり, PECOにするときに間違いやすいポイントについても学ぶことができました。

　現在までにビート君が考えたPECOを示します。

---

1. 剤形と服用遵守割合の関連を調べるRQ
   P：肺炎で経口抗菌薬トキメキサシンを服用する患者
   E：剤形の大きなトキメキサシン600mg錠を1日1回服用する場合
   C：剤形の小さなトキメキサシン200mg錠を1日3回服用する場合
   O：服用遵守割合

2. 剤形と薬の飲みやすさの関連を調べるRQ
   P：肺炎で経口抗菌薬トキメキサシンを服用する患者
   E：剤形の大きなトキメキサシン600mg錠を1日1回服用する場合
   C：剤形の小さなトキメキサシン200mg錠を1日3回服用する場合
   O：「お薬飲めるかメーター」で測定した薬の飲みやすさ

　今回は良いRQのチェックポイントについて学んでいきましょう。その名も「$FIRM^2NESS$チェック」です!

31

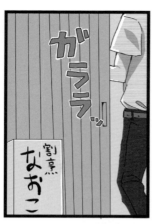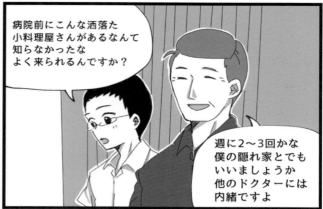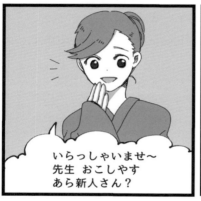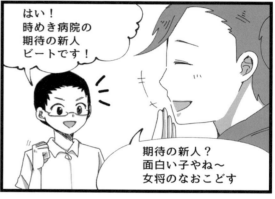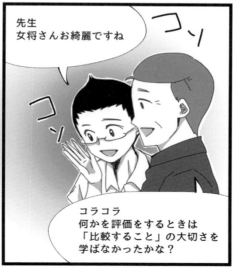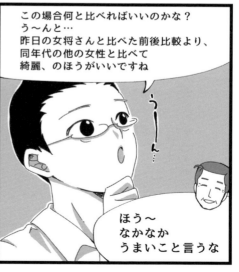

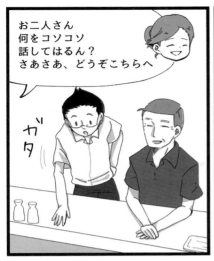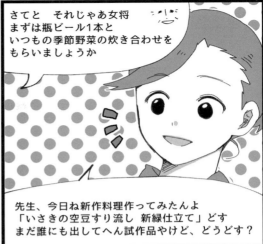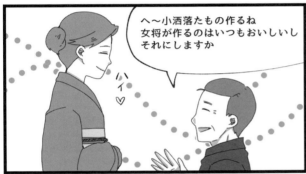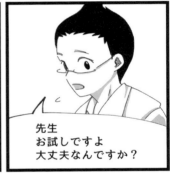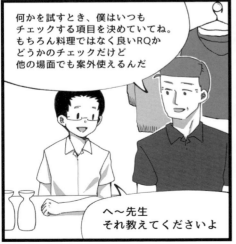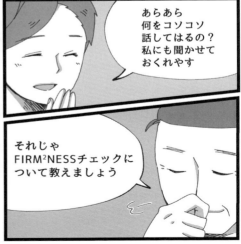

良いRQの要件を示す言葉の頭文字を取って，**FIRM²NESSチェック**とよびます。FIRMNESSとは「堅固でゆるがない」という意味をもちます。あなたも，自分のRQがfirmness（堅固）な良いものかどうかチェックしてみてください。

> **F**easible：実現可能性
> **I**nteresting：真に興味あるテーマ
> **R**elevant：患者・医療・社会にとって切実な
> **M**easurable：要因やアウトカムを科学的に測定可能
> **M**odifiable：要因やアウトカムを改善可能
> **N**ovel：新規性，いままでわかっていない
> **E**thical：倫理的，対象者に不利益を生じない
> **S**tructured：構造化された
> **S**pecific：明確，具体的な

FIRM²NESSチェックとは？

臨床研究デザインの名著である『Designing Clinical Research』（Stephen B. Hulley著）では，FINERというRQのチェック項目を提唱しています。本書の監修である福原俊一先生が提唱しているのが，これを改変したFIRM²NESSチェックです。

一度に多くのキーワードが出てくると覚えきれませんね。最初からすべて覚える必要はありません。FIRM²NESSチェックというツールがあることさえ知っていれば，必要なときに本書を読み返せばよいのです。それでは各チェック項目を見ていきましょう。

① Feasible：実現可能性

どんなに理想的なPECOを考えたとしても，実現できないRQは絵に描いた餅です。そういう意味では，実現可能性が低いRQは最初からやめたほうがよいということになります。

4 良いリサーチ・クエスチョンとは？

　実現可能性を決める最も大きな要素は何でしょう？　それは，対象者を必要な人数だけ集めることができるかどうかという点です。対象者を集めるのに多大な費用や時間がかかる場合，計画どおりの人数を集めるのは困難です。また，自分が研究を実施しようとしている場所（セッティングといいます）に，条件にあてはまる対象者が少なければ，十分な数を集めることはできません。具体的な例で実現可能性を検討してみましょう。

例：対象者は○○薬科大学の学生，睡眠薬の服用と転倒発生の関連を調べる

　この例はいかがでしょうか？　薬科大学の学生であればボランティアとして協力してもらえるかもしれません。すると，実現可能性の問題はクリアしているでしょうか？　復習のためにPECOにしてみましょう。

> **P**：○○薬科大学の学生
> **E**：睡眠薬服用あり
> **C**：睡眠薬服用なし
> **O**：転倒発生

　対象者を○○薬科大学の学生にした場合，アウトカムである転倒発生の頻度はかなり少ないことが予想されます。このようにアウトカムの発生がめったにない集団を対象にするのは効率が悪い研究といえます。結果として非常に多くの対象者を集める必要が生じ，実現可能性は低下します。例えば，対象者をグループホーム入居中の高齢者とすると，アウトカムである転倒発生の頻度が高く，少ない対象者数でも検討可能になり実現可能性が上がります。このように，必要な対象者数はPECO（特に対象者とアウトカム）とセッティングによって変わります。

　別の例をあげます。対象者に含まれる条件として以下のようなものがあったとします。

第1章　医療現場の疑問をリサーチ・クエスチョンにする

- 糖尿病患者
- HbA1c 6％以上
- インスリン治療中
- 糖尿病の期間5年以上
- 喫煙なし
- 冠動脈CT検査で冠動脈狭窄あり
- 過去に脳血管疾患で治療歴なし
- 悪性腫瘍の既往なし
- 糖尿病腎症の指摘なし

　この研究では，これらすべての条件を満たすとはじめて対象者になります。これらの基準は，対象者の**組み入れ基準**とよびます。このような多くの組み入れ基準は，医薬品の効果を調べる臨床試験などで多くみられます。こうした厳密な組み入れ基準によって，理想的な対象集団で研究を行うことができます。一方，条件をすべて満たす対象者を見つけることは困難になり，実現可能性が低下します。また，得られた結果をあてはめることのできる集団も限定される可能性があります。

❷ Interesting：真に興味あるテーマ

　CQの出発点は，医療者の興味でした。その意味では，すべてのRQは医療者にとって興味深いといえます。しかし，この興味は自己満足ではいけません。あなたが興味深いと思っても，それを他の人に理解してもらえなければ，あなたの研究は誰にも注目してもらえません。

　興味深いテーマであるかどうかをチェックする方法があります。なぜこのRQで研究を行うかという理由を，仲間に3分で説明してみてください。そして，同僚にRQが興味深いものであるかどうかを聞いてみてください。同僚にRQの面白さが伝わっていなければ，自己満足のRQになっていないかどうかを疑ってください。このように短時間で自分の考えを相手にわかりやすく伝える練習は，自分の頭の中をクリアにするために有用ですのでトライしてみてください。

36

ふうたろう先生の **One More Lecture**

● 究極のRQとは？

　UCLA救急部教授のジェローム・ホフマン先生（2003年，東京大学に滞在）は，「優れた臨床研究の基準は？」という私の問いに，「その研究が医療者の診療行動を変えるようなインパクトをもっているかどうかだ」と答えました。それまで私は，新規性や独創性ばかりが重要と考えていただけに，意表をつかれた思いでした。なるほど究極のRQとはこういうことを意味しているのだと感心したものです。

❸ Relevant：患者・医療・社会にとって切実な

　切実な問題とは，医療現場で患者・医療者が困っている問題，あるいは社会が困っている問題です。これを考えることができるのは，医療現場で活躍されている皆さんだけです。例えば，経口抗菌薬の飲みにくさに着目したビート君のRQは，患者の気持ちになって診療を行っているなかで出てきたものでした。学会発表するため（学会へ行っておいしいものを食べるため？），論文を出版するため（上司や同僚に自慢したいため？）で終わってはいけませんね（人によっては切実な問題かもしれませんが……）。

❹ Measurable：要因やアウトカムを測定可能

　いままでお話しているのは，すべて量的な研究です。量的な研究では，アウトカムを測定して数値に変換します。そして，測定された数値を記述して実態を示したり，比較して効果や関連を示したりすることが可能となります。一方，質的な研究では，数値に変換できないインタビューなどを扱います。

　ビート君のRQでは，「薬の飲みやすさ」を「お薬飲めるかメーター」で測定するとしていました。「薬の飲みやすさ」のように，患者が報告するタイプのアウトカムを**患者報告型アウトカム**（patient reported outcome；PRO）とよびます。PROとしては，ほかにも症状スケール，quality of life（QOL）

第1章　医療現場の疑問をリサーチ・クエスチョンにする

などがあります。このようなPROを測定するためには尺度が必要です。「お薬飲めるかメーカー」という尺度はビート君の病院で独自に作成したものなので，測りたいものを正しく測っているかどうかという検証が必要です。

それでは，少し練習してみましょう。以下のアウトカムは測定可能でしょうか？

①心不全による入院

これを測定するには，どうすればよいでしょうか。入院というのはカルテの記録から抽出可能です。入院の原因が心不全であるかどうかは，どう判断すればよいでしょうか。主治医の診断，研究者がカルテから判断，循環器専門医で構成される第三者機関が判断など，さまざまな方法があります。研究開始前に明確で一貫した測定法を決める必要があります。最も問題となるのは，研究者が自分に都合の良い結果を出すために測定法を意図的に操作してしまうことです。

②服薬アドヒアランス

これは特に薬剤師の方には関心のあるアウトカムで，学会発表でもよくみられます。実際の薬剤をカウントするのか，患者に服用状況を聞くのか，さまざまな測定法が考えられます。前者では測定に労力がかかりますし，後者では患者が正確に答えない可能性があります。

これらの例のように，誰によって，いつ，どうやって測定されるかを研究実施前に決めておく必要があります。これを**測定のデザイン**とよびます。

❺ Modifiable：要因やアウトカムを改善可能

臨床研究の最終的なゴールは，得られた結果を患者のもとに届けて，患者アウトカムを改善することでした。以下の例で考えてください。

P：糖尿病患者
E：一人暮らし
C：家族と同居
O：服薬アドヒアランス

4 良いリサーチ・クエスチョンとは？

このRQから，一人暮らしの糖尿病患者では服薬アドヒアランスが低下していることがわかったとします。この結果をもとに，患者アウトカムの改善は可能でしょうか？　一人暮らしの患者に家族との同居を勧めても，難しいかもしれません。きっと事情があるはずです。この例では要因を変えることが難しいので，なかなかアウトカム改善につながりません。もちろん，一人暮らしの患者に対して，服薬アドヒアランスを改善させるような別のサポートを提供することは役立つもしれません。

⑥ Novel：新規性，いままでわかっていない

いままでわかっていなかったことを知るのは，研究者にとって興味深いことです。自分のRQの新規性をチェックするには先行研究を網羅的に調べる必要があります。最近はインターネットを利用して調べることも容易になってきました。無料で文献検索できるWebサイトとしては，Google scholarやPubMedなどがあります。文献検索した後は，RQに関してわかっていること，わかっていないことを整理するようにしてください。新規性はInteresting（興味深さ）にも大いに関係します。

⑦ Ethical：倫理的，対象者に不利益を生じない

臨床研究は，研究の方法によって従うべき倫理指針が定められています。基本的には医療の基本原則と同様に，対象者に害を及ぼさないことが重要です。特に，研究者が対象者に対して新たな医療行為を行う場合には注意が必要です。

以下のRQは倫理的でしょうか？

> **P**：○○薬科大学の学生
> **I**：睡眠時間4時間未満を7日間継続
> **C**：睡眠時間の制限なし
> **O**：学力テストの得点

また薬科大学生が対象者です。**PICO**ですので，介入研究を行うことにします。介入は睡眠時間の制限です。もし，睡眠制限をかけたほうがテストの

得点が悪いということが明らかであれば，介入群に入った対象者は不利益が大きいということになり，介入群と比較対照群でメリットとデメリットが釣り合っていないことになります。

また，この研究への参加者を教員が募った場合，立場の弱い学生は参加を断ることができないかもしれません。研究参加の自由意志が尊重されているかどうかということも，研究が倫理的であるためには必要です。

ふうたろう先生の One More Lecture

● 雑誌編集者は臨床研究論文をどうやって評価しているか？

臨床研究を実施して，その結果をどうやって患者のもとに還元すればよいでしょうか？ 臨床研究の結果によりあなた自身の診療が改善されれば，あなたの前の患者には還元できます。しかし，せっかく得られた知見をもっと多くの患者に還元しようと思ったら，論文として発表する必要があります。世界中には，臨床研究論文を掲載する多くの医学雑誌が存在します。投稿論文数は掲載可能論文数より多く，世界の一流誌に日本から投稿される論文が受理される割合は2％程度です。これらの医学雑誌に論文を載せるためには，①まず編集長にリジェクトされずに査読に回してもらうこと，②外部の専門家（レフェリー）による審査（peer review）を受けて受理（accept）される必要があります。

②の段階で，方法の科学性，すなわち測定と比較の科学性（internal validity）が厳しく審査されることになります。もちろん，得られた結果の臨床的・社会的意義が適切に解釈されているかも重要です。では，①の段階でリジェクトされないために必要なことは何でしょうか？ 科学性，統計解析の良し悪しでもありません。それはひとえにRQの質にかかっています。そう，まさにFIRM^{2}NESSなのです！ 皆さんも，自分のRQをFIRM^{2}NESSチェックしてみてください。

8 Structured：構造化された（PECOに整合性がある）

FIRM²NESSチェックが終わったPECOを再度眺めてみてください。第1章-3（p.20～）にあった「PECOの落とし穴」に引っかかるような間違いはないでしょうか？ FIRM²NESSチェックの過程でPECOの各要素を修正していくと，構造化されたPECOが崩れてしまうことがありますのでご注意ください。

9 Specific：明確，具体的な

PECOの各要素が明確かつ具体的に定義されている必要があります。例えば対象者（P）が高齢者の場合，何歳以上のことを指すでしょうか。あるいは，アウトカム（O）が喘息発作の場合，発作をどうやって定義するのでしょうか。誰が聞いても同じ概念を想起できるような明確なPECOにする必要があります。

 QUIZ　　　　　　　　　　　　　　　　（解答例はp.261）

PECOのFIRM²NESSチェックに関して，各項目と関係する説明の正しい組み合わせを選んで線で結んでください。

Feasible	・	・アウトカムを適切な指標で定義し数値化できる
Interesting	・	・対象者に害を加えず，個人情報も保護されている
Relevant	・	・PECOの各要素が明確である
Measurable	・	・研究対象者を必要な数だけ集めることができる
Modifiable	・	・PECOの構造に矛盾がなく整理されている
Novel	・	・テーマが患者さんにとって重要である
Ethical	・	・研究テーマは過去に明らかになっていない
Structured	・	・アウトカムを改善することができる
Specific	・	・研究テーマは関心をよぶ

第1章 One More Question

疑問を定式化する

Q1 PECOにならない探索的なRQがあることはわかりました。探索的な研究は検証的な研究よりエビデンスレベルが低いのでしょうか？

A 探索的なRQとは，PECOのなかでPとOは明確に定義されているが，Eの候補が複数ある場合です。例えば，患者さんの服用忘れの理由を知りたい場合，原因になりそうな因子の候補は多数あります。年齢，認知症の有無，薬剤の数，併存症，家族と同居の有無などなど。この場合，特定の要因を事前に決めずに，複数の候補からアウトカムと関連のあるものを見つけてくるRQになります。

ここで注意すべきなのは，何をもって関連があるかを判断しているかということです。探索的研究では，多数の要因とアウトカムの組み合わせで複数回の分析を行い，どれが関連しているかを見ていることになります。そうすると，第3章-2（比較の質）で学ぶ，偶然得られた結果との区別が弱くなります。そのために，事前に1つの要因を定義する検証的な研究に比べて，探索的研究では結論が弱くなります。

探索的なRQは，次の検証的なRQへ進むための知見を得るための研究であるとも言えます（図1）。

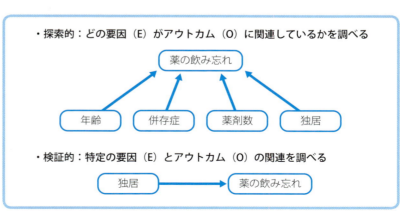

図1　探索的なRQと検証的なRQ

Q2 FIRM²NESSチェックの「Modifiable：要因・アウトカムは改善可能か」のチェックですが，それが改善するかどうかを調べたいので臨床研究を行うのではないのでしょうか？

A 要因が改善可能かどうかは，PECOが明らかになったとしてもわかりません。要因の手前にある因子を検討しなければいけません。例えば，独居の有無と薬剤の飲み忘れの関連を調べる場合，独居自体を改善することは困難です。独居に影響する経済的な背景や家族関係などは容易に変えられないからです。

　その場合は，独居の患者に対する別な介入方法（例えば服薬指導など）でアウトカムを改善させることができるかどうかを検討することが重要です。別な介入方法があれば，独居患者を服用忘れのハイリスクグループとして同定することで，別の介入を効率的に行うことができます（図2）。

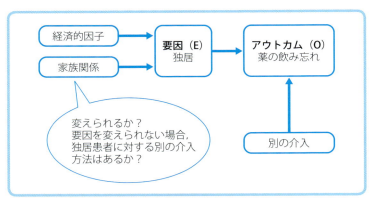

図2　要因自体の改善が難しい場合の考え方

第 2 章

測定のデザインを学ぶ

1　測定のデザイン ……………………………… p.47

2　測定結果の示し方 …………………………… p.57

3　存在・発生・効果の指標① ………………… p.67

4　存在・発生・効果の指標② ………………… p.75

第2章
測定のデザインを学ぶ

1　測定のデザイン

　前回，仕事が終わった後，ビート君とふうたろう先生は，時めき病院の近くにある京風割烹料理屋で食事をしながら，ビート君のリサーチ・クエスチョン（RQ）について話をしました。そこでビート君は，良いRQかどうかを確かめるためのFIRM²NESSチェックについて学びました。

　後から合流する予定のコリンさんとしんのすけ先生はなかなかお店にやってきません。そこで，2人を待っている間に，ビート君の考えた下のRQ「剤形と薬の飲みやすさの関連」に対してFIRM²NESSチェックを行うことにしました。

剤形と薬の飲みやすさの関連を調べるRQ
　P：肺炎で経口抗菌薬トキメキサシンを服用する患者
　E：剤形の大きなトキメキサシン600mg錠を1日1回服用する場合
　C：剤形の小さなトキメキサシン200mg錠を1日3回服用する場合
　O：「お薬飲めるかメーター」で測定した薬の飲みやすさ

さて，FIRM²NESSチェックの結果はどうだったのでしょうか？

47

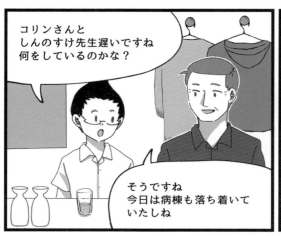
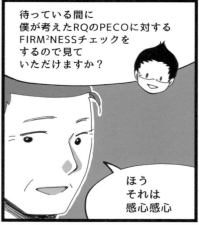
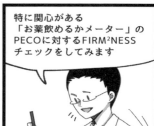
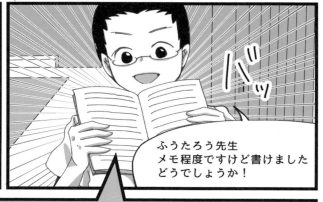

Feasible：実現可能性	マルです。うちの病院はトキメキサシン200mg錠と600mg錠の両方が採用されているし，多くの患者さんに処方されています。あと，研究しようとする僕のやる気が満々です！
Interesting：真に興味あるテーマ	マルです。コリンさんやしんのすけ先生も興味深いRQって言ってくれたし。
Relevant：患者・医療・社会にとって切実な	マルです。どんなにすごい効果のある経口薬だって，患者さんが飲めなきゃ意味がないですよね。薬をきちんと飲めるかどうかって患者さんや医療者には切実な問題です。
Measurable：要因やアウトカムを科学的に測定可能	マルです。だって，薬剤部で開発した「お薬飲めるかメーター」で客観的に評価しています。
Modifiable：要因やアウトカムを改善可能	マルです。今回のRQは錠剤の大きさの違いを要因としています。錠剤の大きさは変えることができるので修正可能ですよね。また，それによってアウトカムも改善可能ですよね。
Novel：新規性，いままでわかっていない	マルかな〜。文献検索をしていないのでわかりませんが…たぶん600mg錠は最近発売されたばかりなので，薬が飲めるかなんて調べていないと思います。
Ethical：倫理的，対象者に不利益を生じない	マルかな〜。このRQは一般診療で処方された薬に対する調査だから，治験じゃないし大丈夫かな？ でも最近，うちの病院も倫理委員会だの研究委員会だのうるさいしね。どうかな？
Structured：構造化された	マルです。いまのところPECOにきちんと要素が埋め込まれているし大丈夫ですかね。
Specific：明確，具体的な	マルです。頑張って，漠然とした疑問のCQから具体的・明確なRQにしてきたからね。

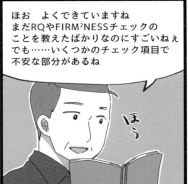
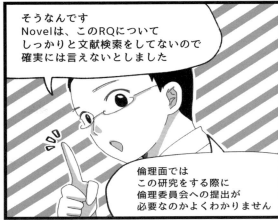
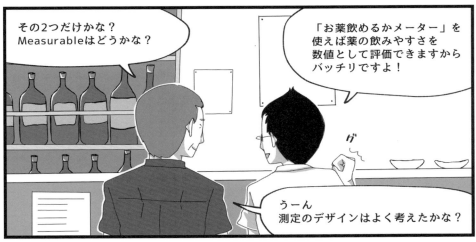
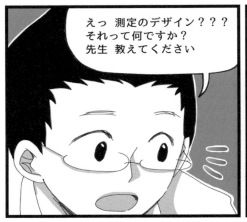
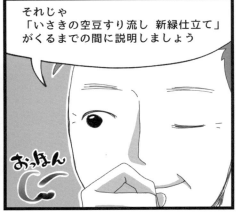

> **解説**

　今回のテーマは「測定」です。FIRM²NESSチェックの項目の一つに
Measurable（測定可能）がありましたが，ただ単に測定できればよいとい
うわけではなく，どう測定するかが重要です。

　前回までにも説明しましたが，量的研究ではアウトカムを測定して数値に
変換することで，実態を記述したり，それらを比較して効果や関連を調べる
ことができます。ビート君のRQでは，アウトカムである「薬の飲みやすさ」
の測定がカギになりそうですね。一緒に考えてみましょう。

「測定のデザイン」とは？

　「どう測定するか」を研究開始前に明確に決める必要があり，**測定のデザイ
ン**とよびます。「測定のデザイン」には，主に以下の3つの要素が含まれます。

> **「測定のデザイン」3つの要素**
> 1. 「なに」を測定するか
> 2. 測定に使う「ものさし」
> 3. 測定するときの「条件」

　学会発表を聞いていると，これら3つの要素が明確に示されていないこと
があります。そのような発表を聞いて得られた結果を信用できるでしょう
か？　ビート君のRQで具体的に考えてみましょう。

❶「なに」を測定するか，明確に定義する

　「なに」を測定するかを明確に決めなければ，科学的な測定はできません。
アウトカムの測定に関していえば，主要なアウトカムを一つ明確に定義する
ことが重要です。学会発表の抄録で，「評価項目は○○，××，□□……」
とたくさん書かれている場合がありますが，これでは主要なアウトカムとし
て「なに」を測定したのかが不明です。評価項目といわずに，「主要なアウ
トカムは○○，主要な要因は××」と明確に記載することをお勧めします。

　ビート君がアウトカムとして定めた「薬の飲みやすさ」は，明確に定義さ

れているでしょうか。誰が聞いても、同じ概念を思い浮かべることができるように定義されていることが必要です。過去の研究で使われ、皆が納得できるような「薬の飲みやすさ」の定義があれば、それに従うことがよいでしょう。ビート君も、関連した過去の研究をしっかり調べる必要がありますね。

❷ 測定に使う「ものさし」を決める

ビート君が利用した「ものさし」は「お薬飲めるかメーター」でした。

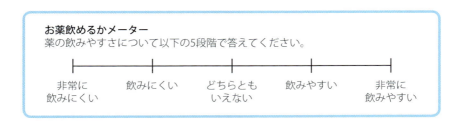

　薬の飲みやすさは患者が感じる主観的な概念なので、このような「ものさし」を使って、対象者から回答を得ることで数値に変換します。お薬飲めるかメーターは、薬の飲みやすさの程度を「非常に飲みにくい」から「非常に飲みやすい」の5段階で回答させています。どんな「ものさし」を使うかは研究者が決めますが、研究者の都合が良いように決めてはいけません。過去の研究において、科学的な研究手法によって開発・検証された「ものさし」を利用することが望まれます。

　「お薬飲めるかメーター」は、時めき病院薬剤部で開発したとありましたので、「薬の飲みやすさ」を正しく測定できているかどうか「ものさし」の検証が必要ですね。

　ものさしの選び方について練習してみましょう。

(1) アウトカムが肺炎の改善の場合

　肺炎の改善はどう測定されるでしょうか。呼吸器症状の消失、レントゲン写真で肺炎の影が消失、血液検査で炎症所見が改善、喀痰培養検査で陰性化など、さまざまな測定方法（ものさし）がありそうですね。正解は一つではありません。RQに応じて、患者・医療者にとって最も適切なアウトカムの測定方法を見つける必要があります。例えば、呼吸器症状の改善は患者に

第 2 章　測定のデザインを学ぶ

とって切実なアウトカムですが，呼吸器症状をもっと具体的に定義しないと
測定できません。肺炎の影の場合は，レントゲン写真を判断するのは医療者
（あるいは研究者）なので，判断する基準を明確に定義しておかなければ正
しく測定できません。血液検査も客観的な良い指標のようですが，炎症所見
の改善が肺炎の改善を正しく現しているのかよく検討する必要があります。

（2）アウトカムが喘息発作の発生

喘息発作はどう定義されるでしょうか。医師の診断，患者が訴える症状，
喘息症状による救急外来受診，ピークフロー値など，やはりさまざまな測定
方法がありそうです。医師の診断の場合は，医師間で診断にばらつきが生じ
る可能性があります。このばらつきを少なくするために，診断基準を標準化
する必要がありますね。救急外来受診の場合は，施設の診療体制などに影響
されるかもしれません。

＊　　　＊　　　＊

このように，測定に使う「ものさし」を決める際には，それぞれの「もの
さし」の長所，短所をよく吟味して，RQに最適なものを選ぶことが重要です。

３ 測定するときの「条件」を決める

「なに」を測定するか，そして測定する「ものさし」が決まっても，まだ油
断できません。測定するときの「条件」によって測定結果は変わってきます。

「お薬飲めるかメーター」の場合はどうでしょうか。例えば，「お薬飲める
かメーター」を服薬指導に使って測定する場合，患者は気をつかって，飲み
やすいと答える傾向があるかもしれません。このように，測定結果が真の値
から特定の方向に偏ってしまうことをバイアスとよびます（詳細は今後の回
で説明します）。また，測定するときの「条件」が，測定ごとに異なってし
まうのも問題です。いつ，どこで，だれが測定するかなど，測定の「条件」
を明確に決めておく必要があります。

血圧を測定する場合を例に考えてみましょう。患者の体位が座位と臥位で
は結果が異なりますし，家庭血圧と診察時血圧でも結果が異なります。自動
血圧計で測定した場合と，しんのすけ先生が測定した場合でも結果が異なる
かもしれません。

例えば，次のように測定するときの「条件」を決めておきます。

52

> いつ：外来診察前
> どこで：外来待合
> だれが：自動血圧計

ふうたろう先生の One More Lecture

● たかが測定，されど測定

臨床研究の本質とは何か？　一つは第1章-3（p.22）で述べた「比較すること」です。もう一つは，「測定すること」です。しかも「科学的」に測定することです。この測定は，比較の前の段階で極めて重要なステップでありながら，見過ごされがちなステップであることも確かです。

血中薬物濃度，遺伝子，バイオマーカーなどは客観的指標であり，再現性・信頼性（reliability）の評価や妥当性（validity）の検証もGold standard*が確立されているため比較的容易です。しかし，服薬アドヒアランスや患者満足度といった主観的指標はどうでしょうか？　患者が直接報告するこれらのタイプの主観的指標では，Gold standardがない，直接測定できない「潜在変数」なので，これを「観察変数」に置き換える必要があるなど，測定のデザインは困難を極めます。これを安易に「アンケート調査」ととらえ，恣意的な質問項目で測定している研究は枚挙にいとまがありません。国際雑誌では測定のデザインを厳しく査読されますので，科学的な測定デザインが必須となるのです。

＊：Gold standardとは，黄金律ともよばれ，普遍性の高い絶対的な基準を意味しています。例えば，がんの診断テストのGold standardは，組織の病理診断などになります。

良い「ものさし」とは？　

測定のデザインにおける2つ目の要素は，測定に使う「ものさし」を決めることでした。ここでは，良い「ものさし」を判断する基準について考えてみましょう。

第 2 章　測定のデザインを学ぶ

❶ 測りたいものを測っているか？

　貧血の程度を測定したい場合は，血中ヘモグロビン濃度という「ものさし」を利用します。このような客観的な概念の場合は，「ものさし」が測りたいものを測っているかどうかが直感的にわかります。

　一方，薬の飲みやすさ，患者満足度，quality of life（QOL）などのような主観的な概念の場合は，測りたいものを測っているか以下のチェックポイントで確認する必要があります。

(1)「ものさし」の内容

　例えば，「薬の飲みやすさ」を複数の項目で測定する場合を考えてください。以下の質問項目のなかで，「ものさし」の内容として適切でないものはどれでしょうか？

> ・薬の大きさは飲みやすいですか？
> ・薬の味は飲みやすいですか？
> ・薬の用法（回数・時間）は難しくないですか？
> ・薬の効果に期待しますか？

　最後の項目は，患者が薬を飲むかどうかに影響するかもしれませんが，「薬の飲みやすさ」を構成する項目としては適切でないかもしれません。測りたいものを構成する要素と「ものさし」の内容が一致しているか，網羅しているかを確認する必要があります。これを**内容的妥当性**とよびます。

(2) 他の「ものさし」との関連

　「お薬飲めるかメーター」で得られた結果が，他の「ものさし」の結果と関連しているかどうかを確認します。例えば，薬の飲みやすさは服薬アドヒアランスに影響することが予想されるので，「お薬飲めるかメーター」の結果と服薬アドヒアランスの関連を調べます。これを**基準関連妥当性**とよびます。

❷ 繰り返し測っても同じ結果が得られるか？

　同一の条件で測定するたびに結果が変わっては困ります。繰り返し測定しても同様な結果が得られることを確認する必要があります。これを**再テスト信頼性**とよびます。例えば，「お薬飲めるかメーター」で測定した1～2週間後に再測定を行い，結果の一致の程度を調べます。

54

③ 測定の目盛は粗すぎないか？

　測定の目盛のきめ細かさに影響するのは，回答の選択肢の数と質問項目の数です。「お薬飲めるかメーター」は5段階で測定しましたが，これを3段階にすると測定の目盛が粗くなります。また，「お薬飲めるかメーター」は1項目でしたが，複数の項目で測定すると，より細かく測定することができます。

　測定の目盛が粗すぎると差が検出されにくくなります。一方，細かすぎると測定に負担がかかります。例えば，体重を測定する場合は，52.3kgのような目盛で十分でしょう。50kg台では粗すぎますし，52.2965kgでは細かすぎるかもしれません。やはり，RQの目的に応じた測定の目盛を考慮する必要があります。

④ 測定できる範囲は十分か？

　「ものさし」には最小値と最大値があり，その範囲しか測定できません。「お薬飲めるかメーター」では，「非常に飲みにくい」から「非常に飲みやすい」の範囲を測定可能です。もし，「薬の飲みやすさ」の分布が非常に偏っていると，測定できる範囲でカバーできていない可能性があります。

　例えば，10名の学生にテストをして，全員が満点だったとします。これでは能力の違いを測定できず，良いテストとは言えません。これは，学生が優秀すぎて，テストで測定できる範囲が学生の能力をカバーできていないと考えられる，天井うちという現象です。この場合は，テストに難しい問題を入れて，測定可能な範囲を広げる必要がありますね（学生には嫌われるかもしれませんが）。

⑤ 回答者の負担は考慮されているか？

　質問項目が増えすぎて回答に時間がかかったり，個人的な内容で答えにくい質問項目であったりすると，研究実施の際に回収率が低下するなど問題が生じます。回答しやすいレイアウトにするなどの工夫も必要です。

＊　　　＊　　　＊

　さて，今回はここまで。皆さんも，自身のRQについて「測定のデザイン」を考えてみてください。

第 2 章 測定のデザインを学ぶ

ふうたろう先生の **One More Lecture**

● 先人に学ぶことの大切さ

　ビート君の「思いついたら，すぐ実行！」の前向きな姿勢はいいのですが，自分が疑問に思うようなことは他の人も考えるはずですから，先に同様の研究をしている人がいるかもしれません。

　ただし，新しい発見だと思っても，PubMedなどで文献検索すると多くの論文がヒットしますが，「あ〜，私の考えたRQは新規性がないな〜」などと思わないように。先人の研究からまだ答えられていない疑問を見つけ出すこともできますし，これから自分たちで研究を始めようとするときに絶対外してはならない要素を知ることもできるので実に参考になるのです。

 QUIZ （解答例はp.262）

　測定のデザインに関して，A〜Cは下の①〜③のどれに関係するでしょうか？

A. アウトカムの定義
B. 質問紙調査を行う際の回収方法
C. 質問紙調査を行う際の尺度の選択

① 「なに」を測定するか
② 測定に使う「ものさし」
③ 測定するときの「条件」

56

第 2 章

測定のデザインを学ぶ

2　測定結果の示し方

　前回，ビート君とふうたろう先生は，時めき病院の近くにある京風割烹料理屋で食事をしながら，ビート君が考えたリサーチ・クエスチョン（RQ）についてディスカッションしました。そして，下のPECOのO（アウトカム）である「薬の飲みやすさ」の測定について考えることで「測定のデザイン」の大切さに気づきました。

剤形と薬の飲みやすさの関連を調べるRQ
　P：肺炎で経口抗菌薬トキメキサシンを服用する患者
　E：剤形の大きなトキメキサシン600mg錠を1日1回服用する場合
　C：剤形の小さなトキメキサシン200mg錠を1日3回服用する場合
　O：「お薬飲めるかメーター」で測定した薬の飲みやすさ

　学会発表でよく見かける質問紙調査は実は奥が深いことがおわかりになったと思います。「お薬飲めるかメーター」は，はたして薬の飲みやすさを正しく測れているのかどうか，関連した過去の研究をしっかり調べて検証する必要がありますね。

　さて，2人の議論はまだ続きます。今回は測定した結果の示し方について考えてみましょう。

57

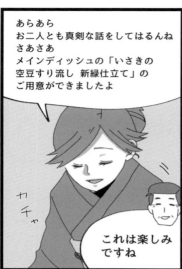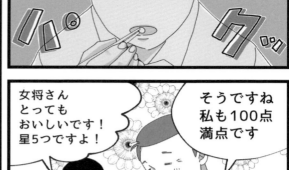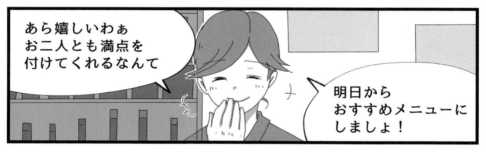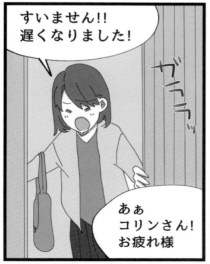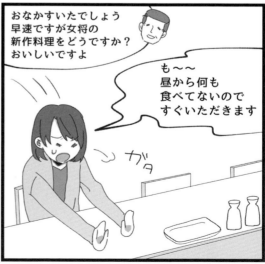

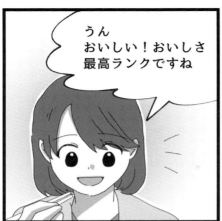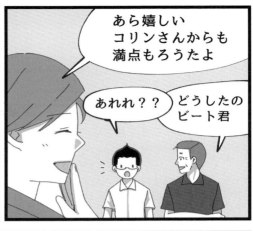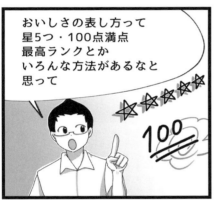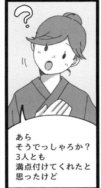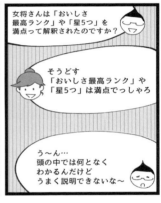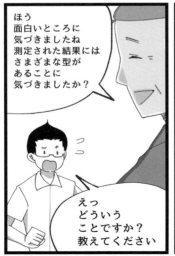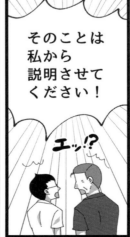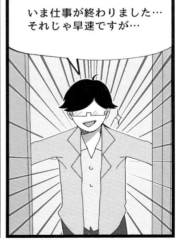

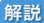

今回のテーマは「測定結果の示し方」です。ビート君が気づいたように，測定結果（データ）にはさまざまな型があるようですね。これらをどのように示せばよいのか，一緒に考えてみましょう。

例として下の調査用紙を使って，データの型の説明を始めましょう。

	居酒屋店主　健康調査（一部）
(1) 店番号	＿＿＿番
(2) 店舗タイプ	a. 日本型　b. 欧米型　c. アジア型　d. その他
(3) 従業員数	a. 1～2人　b. 3～5人　c. 6～10人　d. 11人以上
(4) 性　別	a. 女性　b. 男性
(5) 睡眠時間	＿＿＿時間
(6) 喫煙本数	1日あたり＿＿＿本

データ（変数）の型

調査用紙には6つの項目があり，それぞれに異なる特徴があります。(1) 店番号は店を識別する番号で，集計には使いませんね。(2) 店舗タイプには4つの選択肢があります。このように取りうる値がいくつかの区分（この場合は4区分）に限られている変数を**カテゴリ変数**といいます。(3) 従業員数も4区分のカテゴリ変数となっていますが，その区分にはa＜b＜c＜dという順序があります。区分に順序のある変数を**順序変数**といいます。これに対して(2) のように区分に順序のないカテゴリ変数を**名義変数**といいます。(4) 性別も名義変数です。取りうる値が，男/女，あり/なし，のように2区分である名義変数を，特に**2値変数**と言うことがあります。

(5) 睡眠時間は連続的な値をとるデータで表されます。このようなデータを**連続変数**といいます。(6) 喫煙本数は0，1，2，3…と飛び飛びの値をとるデータで，**離散変数**とよばれます。

データの要約

データを要約するときに，平均値と標準偏差がよく用いられます。平均値

と標準偏差は，正規分布であるデータに対して有効に働きます．しかし，正規分布でないデータには適切ではありません．下の図を見てください．

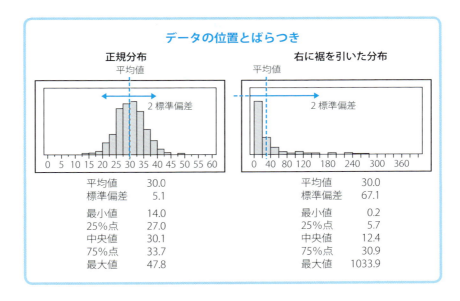

　左図は，左右対称で山なりの正規分布とみなせるデータです．正規分布であれば平均値は分布の中心にあたりますし，平均値±2標準偏差の範囲に全体の約95％のデータが入ります．一方，右図は右に裾を引いた分布です．例えばCRPやASTなど，右に裾を引いた分布を示す臨床検査値がいくつかあります．このように左右対称でない分布では，平均値は分布の中心となりませんし，標準偏差はバラツキを適切に表しません．それよりも，中央値が12.4，四分位範囲が5.7〜30.9と要約するほうが分布をよく表しています．中央値とは，値を順番に並べて真ん中の順位の値です．例えば，21人いるならば11番目の人の値が相当します．四分位範囲とは，25％の順位の人と75％の順位の人が相当します．

　カテゴリ変数についてはどうでしょうか．カテゴリ変数では区分ごとの割合を示すことでデータを要約します．順序尺度のカテゴリ変数の場合には，ある区分までの累積の割合を求めることもできます．

データの図示

量的変数の場合，上で見たように，データが正規分布であるかどうかによって要約の方法を変えなければなりません。では，データの分布を確認するにはどうすればよいでしょうか。最良の方法はグラフを描いて視覚的に評価することです。量的変数の分布を視覚化するためにヒストグラム（前ページの図を参照）が用いられます。ヒストグラムが棒グラフと違う点は，柱の高さではなくその面積がデータの分布を表すことです。また，分布を表すという性格上，柱の間に間隔を空けません。スペースを節約したいときには箱ひげ図も効率的な表示方法です。ここで下の図を見てください。

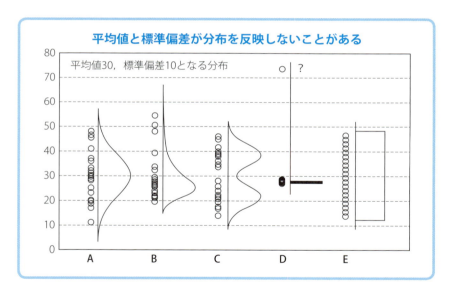

図中の5種類の分布はすべて平均値30，標準偏差10を与えるデータです。しかし，このなかで平均値と標準偏差で分布を言い表すことができるのはAだけです。Bは右に裾を引いていますし，Cでは2つの異質な集団が混じっているかもしれません。Dでは，まず上側に外れている値の正体を確認する必要がありますね。Eでは平均値は分布の中央となりますが，標準偏差の解釈は難しいかもしれません。この例は，グラフによる視覚的評価なしに，要約

された数値を用いることがいかに危険であるかを示しています。連続変数を数値で要約する前に、面倒でもすべてをグラフにして目視すべきであると肝に銘じてください。

カテゴリ変数の分布をグラフで表すには、棒グラフ、帯グラフまたは円グラフを用います。区分の数が少ない場合には、分割表によって分布の全体像を把握することができます。

ここまでのまとめ

以上をまとめると表1のようになります。ところで、「お薬飲めるかメーター」で測定した薬の飲みやすさは、どの変数の型にあたるでしょうか。答えは、順序変数です。

表1 変数の型と要約の方法

変数の型	細分類	例	分布の要約	視覚化
カテゴリ変数	名義変数（名義尺度）	性別 人種	割合	分割表 帯グラフ 棒グラフ
	順序変数（順序尺度）	重症度	割合 累積割合	
連続変数	非正規分布	CRP値	中央値 四分位範囲	ヒストグラム 箱ひげ図
	正規分布	体重 血圧	平均値 標準偏差	
離散変数		喫煙本数	中央値 四分位範囲	

変数の型を復習しましょう

❶ 3年B組の学生の身長

身長計を用いて測定された身長は、以下のように分布する量的変数でした。ここで棒の面積は人数、横軸は身長を表しています。このようなグラフをヒストグラムとよびました。

第 2 章　測定のデザインを学ぶ

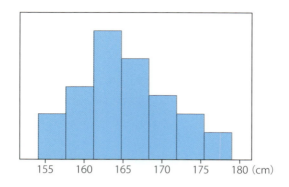

　このグラフを見ると分布が左右対称に近く，正規分布とみなすことができます。この場合，平均値と標準偏差（データのばらつきの指標）によって測定結果を要約することができます。具体的には以下のようになりました。

　平均値：165.2cm，標準偏差：5.7

❷ 3年B組の学生のテスト得点

　テストの得点も量的変数ですが，ヒストグラムは以下のようになりました。棒の高さは人数，横軸がテストの得点を示します。

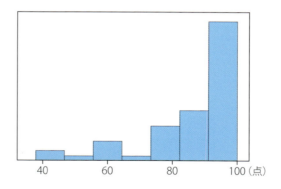

　上の図を見るとわかるように，分布が左右対称ではありません。テストが簡単すぎたせいか，高得点を取った人が多く，偏って分布しています。このような場合は，測定結果をどのように要約すればよいでしょうか。以下の2つの示し方を見てください。

①中央値：92点，四分位範囲：80〜96
②平均値：86.3点，標準偏差：15.7

この例のように歪んだデータを要約する場合，②の平均値や標準偏差はデータの分布を正しく示していません。①の中央値と四分位範囲を示すようにしてください。

❸ 3年B組の学生の携帯・スマートフォン所有実態

学生の携帯電話・スマートフォン所有に関して，以下のような調査を行いました。

> あなたは携帯電話やスマートフォンを持っていますか？
> 1. 携帯電話のみを持っている
> 2. スマートフォンのみを持っている
> 3. 携帯とスマートフォンの両方を持っている
> 4. いずれも持っていない

集計結果は以下のとおりです。

回答者：53名

1. 13名（24.5％）　2. 22名（41.5％）　3. 6名（11.3％）　4. 12名（22.6％）

この場合，1〜4までの値をもつ変数として測定されますが，1〜4のそれぞれの値に大小関係はないカテゴリ変数です。この場合は，各カテゴリに存在する人数（度数）と割合で示されます。割合は，全回答者数が分母で，そのカテゴリの人数が分子になります。

QUIZ （解答例はp.262）

以下のデータの型は何でしょうか？
① 薬剤の服用数
② 糖尿病の併存の有無
③ がんの進行度
④ HbA1cの値

第2章

測定のデザインを学ぶ

3　存在・発生・効果の指標①

　前回，時めき病院の近くにある京風割烹料理屋で会食中のビート君たちは，「いさきのそら豆すり流し 新緑仕立て」のおいしさの示し方について話しました。そして，測定結果にはさまざまな型があること，測定結果をまとめる（要約）方法もさまざまであることがわかりました。

　おさらいですが，ビート君が考えた下のリサーチ・クエスチョン（RQ）のアウトカム「薬の飲みやすさ」は，どの変数の型にあたるでしょうか？

剤形と薬の飲みやすさの関連を調べるRQ
　P：肺炎で経口抗菌薬トキメキサシンを服用する患者
　E：剤形の大きなトキメキサシン600mg錠を1日1回服用する場合
　C：剤形の小さなトキメキサシン200mg錠を1日3回服用する場合
　O：「お薬飲めるかメーター」で測定した薬の飲みやすさ

　そう，順序変数ですね。このあたりの理解があいまいな人は前回をもう一度読み返してみましょう。さて，コリンさんも加わっての楽しい食事，レッスンもまだまだ続きます。でもコリンさんには別の悩みがあるようで……。

67

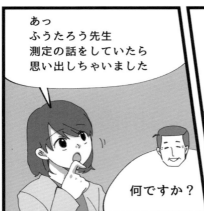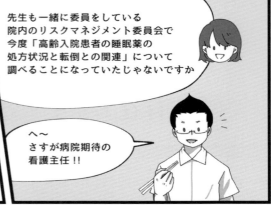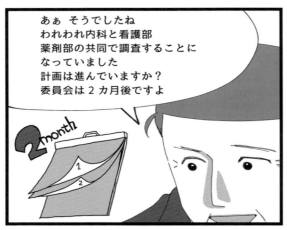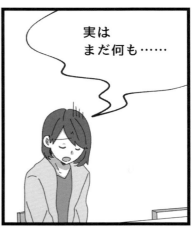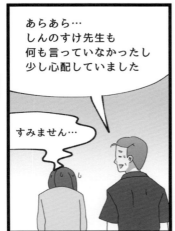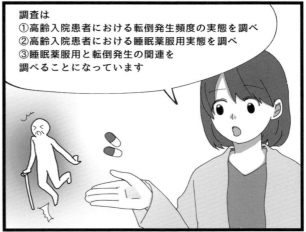

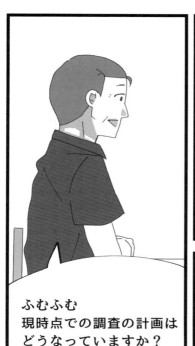
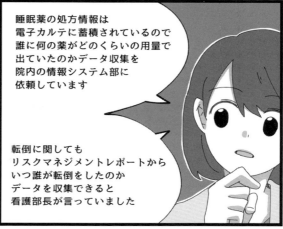
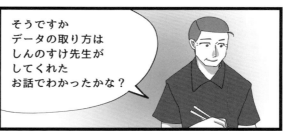
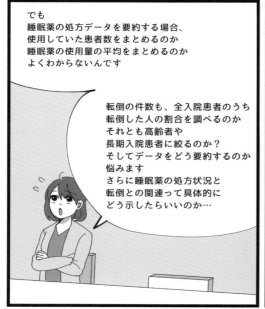
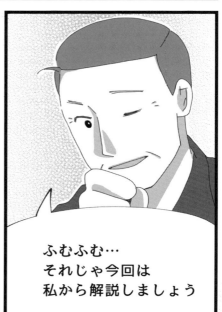

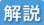

今回のテーマは「存在・発生・効果の指標」です。コリンさんも転倒の発生頻度や睡眠薬と転倒の関連をどう示したらよいのか悩んでいました。存在・発生・効果の指標を学ぶことで，コリンさんの悩みを解決することができます。皆さんも一緒に考えてみましょう。

存在，発生，効果の指標とは？

存在，発生，効果の指標は，カテゴリ変数のなかでも「○○の有無」というように，2つの値（0か1で表されます）をとる変数を対象とします。もちろん，連続変数や離散変数を2値に変換することは可能です。例えば，血圧という連続変数を，低血圧あり・なしの2値をとるカテゴリ変数に置き換える場合などです。

このような2値をとるカテゴリ変数は，アウトカムとしてよく扱われます。具体的な例をあげます。

> **2値をとるカテゴリ変数**
> ・糖尿病の有無
> ・投薬エラーの有無
> ・睡眠薬服用の有無
> ・血糖コントロール悪化の有無
> ・転倒発生の有無

コリンさんの例では，睡眠薬服用の有無，転倒発生の有無などが2値のカテゴリ変数に該当しますね。

① 睡眠薬服用の有無

これは，ある一時点において特定の状態（疾病や治療など）をもっている頻度を示す**存在の指標**で表されます。コリンさんの課題をRQとPECOで示すと，以下のようになります。

> RQ：高齢入院患者における睡眠薬の服用実態を調べる
> P：高齢入院患者
> E：—
> C：—
> O：睡眠薬服用

　睡眠薬服用の実態を調べるのが目的であり，関連や効果は調べていませんので，要因（E）や比較対照（C）はありません（第1章-3，p.20〜を復習してみてください）。アウトカム（O）は疾病や治療など特定の状態の有無になります。この割合を計算するときに注意すべきなのは，分子となるアウトカムをもっている集団は分母となる対象（P）の集団に含まれているということです。

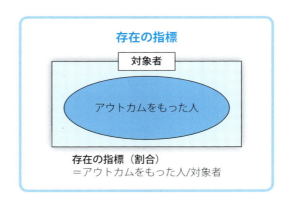

　上の図でアウトカムをもった人のだ円が，対象者の四角からはみ出していてはいけません。コリンさんの場合は，以下の割合で示すことができます。

睡眠薬服用割合＝睡眠薬服用者数/高齢入院患者数

　ちなみに，アウトカムが疾病（糖尿病，認知症など）である場合の存在の指標を**有病割合**とよびます。例えば，糖尿病の有病割合，認知症の有病割合などという言葉をよく聞きますね。存在の指標は人数を人数で割るので，単位はありません。

❷ 転倒発生の有無

　ある期間観察した場合，アウトカム（疾病や治療など）を新たに起こす頻度を示す**発生の指標**で表されます。コリンさんの課題をRQとPECOで示す

と，以下のようになります。

> RQ：高齢入院患者における転倒発生の実態を調べる
> P：高齢入院患者
> E：—
> C：—
> O：転倒発生

このPECOは，存在の指標と同様，転倒発生の実態を調べるのが目的であり，関連や効果を調べていませんので，要因（E）や比較対照（C）はありません。存在の指標との大きな違いは，アウトカム（O）が新たに起こるかどうかをみている点です。つまり，対象者は観察開始時点でアウトカムをもっていない人たちです。発生の指標には以下の2つがあります。

> **発生の指標は2種類**
> ①割合で示す場合
> ②率で示す場合

割合と率の違いは何でしょうか？　日常的にはこの2つは明確に区別されていません。しかし，臨床研究においては明確な違いがありますので，意識して使い分けることをお勧めします。

(1) 割合で示す発生の指標

これはある期間において，アウトカムが新たに起こる人の割合で表されます。

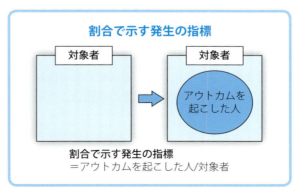

ここで注意すべきは以下の3点です。

> ①最初の対象者と観察終了時の対象者は同一
> ②アウトカムを起こした人は対象者に含まれる
> ③対象者は最初の時点で，まだアウトカムを起こしていない

コリンさんの場合は，以下のような割合で示すことができます。

入院後2週間の転倒発生割合
＝入院後2週間以内に転倒を起こした人数/高齢入院患者数

このように，発生割合を定義する場合は期間（この場合は，入院後2週間にしました）を明確に決める必要があります。発生割合の場合，人数を人数で割るので単位はありません。

(2) 率で示す発生の指標

ある期間において，アウトカムが新たに起こる率で表されます。ここで率について説明します。ここで言う率には時間の概念が含まれています。先ほど，入院後2週間で転倒を発生したかどうかで，転倒の発生割合を定義しました。この場合，入院初日で転倒を起こしても，入院14日目で転倒を起こしても同じ「転倒発生あり」となります。あるいは，2週間以降に転倒を起こした場合，この定義では転倒発生なしになってしまいます。

転倒がいつ起こったかという時間の概念を取り入れた発生の指標を**率で示す発生の指標**とよびます。

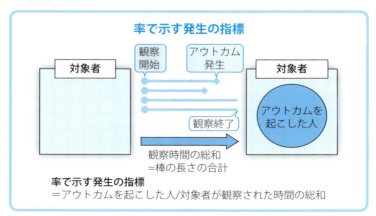

この場合，分子は先ほどの発生割合と同じアウトカムを起こした人ですが，分母が観察された時間の総和となります。

観察された時間の総和とは，研究が終了するまで，あるいはアウトカムが発生するまでに観察された時間を足し合わせたものです。もし，2週間以内に転院したりした場合も，打ち切りとして観察時間の総和に加えることができます。例えば，Aさんは入院3日目に転倒発生，Bさんは転倒発生せず18日間で退院し観察終了，Cさんは入院13日目で転倒発生，Dさんは入院6日目で転院し観察終了の場合，観察時間の総和は，3＋18＋13＋6＝40となります。この場合，転倒の発生率は以下のように計算されます。

入院中転倒の発生率
＝入院中に転倒した人数/観察終了までに観察された時間の総和
＝2/40＝0.05（/1日入院あたり）

　この場合，単位は1/時間（時間$^{-1}$）となります。上記の例でいうと1日入院あたりですね。

＊　　＊　　＊

　さて，ここまでで，存在・発生の指標について理解はできましたか？　コリンさんの課題も半分くらいは解決できそうですね。皆さんも，自身のRQについて「存在・発生の指標」をどう示すか，考えてみてください。

 （解答例はp.262）

　あるクラスに50名の生徒がいます。○○年1月の1カ月（31日間）の間に風邪で休んだ生徒は合計7名でした。月末の1月31日に風邪で休んでいた生徒は2人いました。7名の風邪で休んだ生徒が休み始めた日はそれぞれ，3日，10日，12日，17日，21日，25日，28日でした。風邪以外の理由で学校を休んだ生徒はいなかったとします。

　以下の指標を計算してください。
① 1月31日時点の風邪による欠席の有病割合
② 1カ月間の風邪による欠席の発生割合
③ 1カ月間の風邪による欠席の発生率

第2章
測定のデザインを学ぶ

4　存在・発生・効果の指標②

　前回，ビート君たちは，コリンさんたちが調査を計画している「高齢入院患者の睡眠薬の服用状況と転倒」について話し合いました。そこで，睡眠薬の服用状況や転倒の発生頻度を示すには存在・発生の指標が重要であることを学びました。「存在の指標」は，ある一時点において特定の状態をもっている人の割合であるのに対して，「発生の指標」は，ある期間観察した場合，新たにアウトカムを起こす割合や率を表すのでしたね。

　ここでコリンさんのリサーチ・クエスチョン（RQ）をまとめてみます。

高齢入院患者の睡眠薬の服用状況と転倒

睡眠薬の服用実態を調べるRQ	転倒の発生頻度を調べるRQ
P：高齢入院患者 **E**：— **C**：— **O**：睡眠薬の服用	**P**：高齢入院患者 **E**：— **C**：— **O**：転倒発生
【存在の指標】 睡眠薬服用割合 　＝睡眠薬服用者数/高齢入院患者数	【割合で示す発生の指標】 入院中の転倒発生割合 　＝入院中に転倒を起こした人数/高齢入院患者数 【率で示す発生の指標】 入院中の転倒の発生率 　＝入院中に転倒を起こした人数/観察終了までに観察された時間の総和

上記は実態を調べるRQなのでE，Cがない（比較がない）。

　さて，今回も指標のレクチャーの続きですが，その前にクイズです。存在の指標，つまり割合には単位はありますか？　また，その値がとりうる範囲はどのくらいですか？　答えは次のページから。ビート君も悩んでいるようです。

75

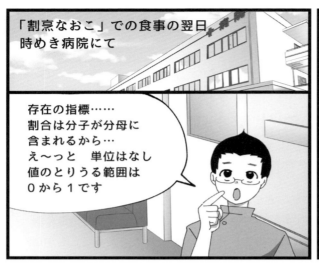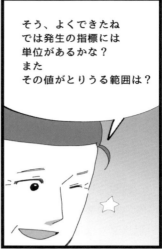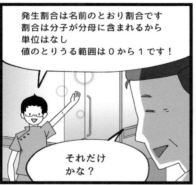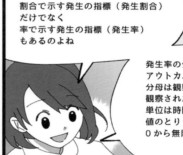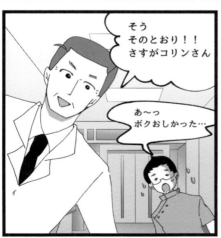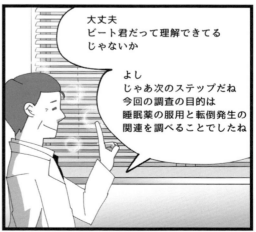

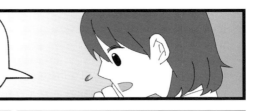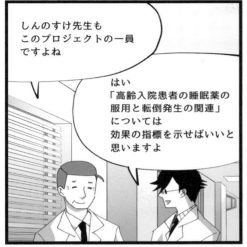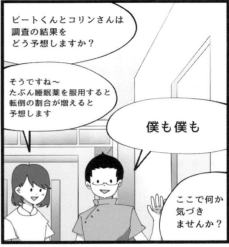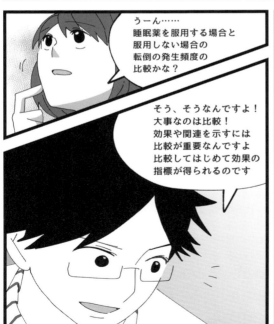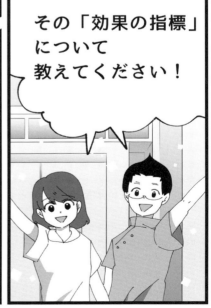

解説

今回は臨床研究で扱う指標の話の続きで，「効果の指標」についてです。「効果の指標」は，前回学んだ「存在・発生の指標」から得られます。まずは前回の復習から始めてみましょう。

前回の復習から

コリンさんは，「高齢入院患者の睡眠薬の服用と転倒発生の関連」を明らかにするために，次の2つのRQを解決することから始めました。

①睡眠薬の服用実態は？
②転倒の発生頻度は？

これらはいずれも「病気や診療の実態を調べるRQ」です（第1章-1，p.10を参照してください）。このように実態を調べて医療現場の課題を把握することは，臨床研究の出発点となります。

病気や診療の実態を示すためには，アウトカム（睡眠薬服用や転倒発生）を測定して，要約した指標（存在・発生の指標）で示す必要がありました。「存在・発生の指標」が扱うアウトカムは「あり・なし」で測定される2値のカテゴリ変数でした。存在の指標には割合が，発生の指標には割合と率がありました（表1）。

ここで「リスク」という言葉について説明します。一般用語では，悪いことが起こる可能性のような意味として使われることが多いですが，臨床研究における**「リスク」とは発生割合のこと**を意味します。つまり，特定の集団において，ある期間に新たにアウトカムの発生する割合をリスクとよぶので

表1　存在・発生の指標のまとめ

存在の指標	発生の指標	
	割　合	率
有病割合 薬剤服用割合　など	発生割合（リスク）	発生率
単位：なし，範囲：0〜1	単位：なし，範囲：0〜1	単位：/時間，範囲：0〜∞

す。これは発生率と区別される点にご注意ください。リスクと発生率では単位も異なりますね。

効果や関連を調べる

次にコリンさんが調べたいのは、「睡眠薬服用と転倒発生の関連」でした。これは、要因（E）とアウトカム（O）の関連を調べるRQですね。効果や関連を調べるためには、要因（E）と比較対照（C）でアウトカム（O）を比較することが必要でした。このRQを**PECO**に変換すると次のようになります。

> **P**：高齢入院患者
> **E**：睡眠薬服用あり
> **C**：睡眠薬服用なし
> **O**：転倒発生割合
>
> 発生の指標には「発生割合」と「発生率」の2種類があるが、ここでは発生割合を用いた。

下の天秤のように、要因と比較対照で存在・発生の指標を比較する（差や比をみる）ことで、効果の指標が得られます。

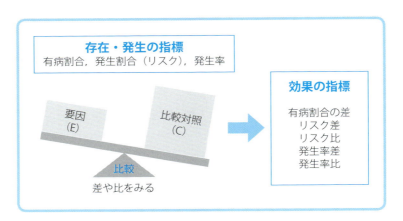

比較する存在・発生の指標と、得られる効果の指標は**表2**のように対応しています。

第 2 章　測定のデザインを学ぶ

表2　存在・発生の指標と，得られる効果の指標

存在・発生の指標	効果の指標	
	比	差
有病割合	有病割合比	有病割合差
発生割合	リスク比	リスク差
発生率	発生率比	発生率差

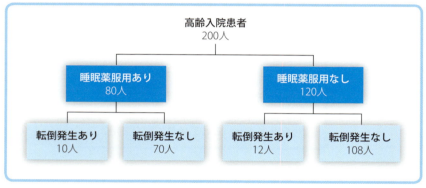

図1　高齢入院患者における睡眠薬の服用状況と転倒発生

それでは図1をもとに，具体的に「効果の指標」を計算してみましょう。

まずは，睡眠薬服用者と非服用者それぞれの転倒発生割合を計算してみましょう。

①睡眠薬服用者

睡眠薬服用者のなかで転倒した人数÷睡眠薬服用者の人数

＝10÷80

＝0.125

②睡眠薬非服用者

睡眠薬非服用者のなかで転倒した人数÷睡眠薬非服用者の人数

＝12÷120

＝0.10

次に，「効果の指標」を得るために①と②の差や比をみてみましょう。

A. 発生割合の差でみる＝リスク差

睡眠薬服用者の転倒発生割合－睡眠薬非服用者の転倒発生割合
 ＝ 0.125 － 0.10
 ＝ 0.025（2.5％ポイント）

B. 発生割合の比でみる＝リスク比

睡眠薬服用者の転倒発生割合÷睡眠薬非服用者の転倒発生割合
 ＝ 0.125 ÷ 0.10
 ＝ 1.25

リスク差2.5％ポイント，リスク比1.25という「効果の指標」が得られました。睡眠薬服用と転倒発生の間に関連がない場合，睡眠薬服用者と非服用者で転倒発生割合は等しくなり，リスク差は0，リスク比は1となります。この例のように，リスク差が0より大きい，あるいはリスク比が1より大きい場合，睡眠薬服用と転倒発生増加との間に関連があると解釈できます。リスク差は割合の差ですので，％ポイントで示します。0.025の場合，2.5％ポイントになりますね。

発生の指標が発生率であっても，同様に差や比から「効果の指標」が計算できます。「効果の指標」を示すことで，はじめて関連や効果について解釈することができます。

差と比

先ほど求めたリスク比1.25は，睡眠薬非服用者と比べて服用者の転倒発生が125％になることを意味します。そこで，以下のように言い換えることができます。

【リスク比の表現】
「睡眠薬服用者は，非服用者と比較して，転倒発生が25％多い」

一方，リスク差2.5％ポイントは，以下のように言えます。

【リスク差の表現】
「睡眠薬服用者は，非服用者と比較して，転倒発生が2.5％ポイント多い」

「比で表す効果の指標」であると25％の転倒発生増加，「差で表す効果の指標」であると2.5％ポイントの転倒発生増加。同じデータなのに結果を聞いたときの印象は随分違いますね。そのため，結果を示すときには，それが「比で表す効果の指標」なのか「差で表す効果の指標」なのかを明確に示す必要があります。この点を意識することは，論文を読んで結果を解釈する際にも

ふうたろう先生の **One More Lecture**

●NNTとは？

NNT（Number needed to treat）は，リスク差をもっと直感的に理解できるように変換したものです。NNTは，あるアウトカムを起こす患者を1人減らすために，何人の患者の治療を必要とするかを表します。計算方法は単純です。以下のPECOで考えてみましょう。

P：入院患者
E：服薬指導あり（服薬指導群）
C：服薬指導なし（非指導群）
O：服用忘れの割合

リスク差が0.1という結果が得られました。服薬指導を行うほうが，しない場合に比べてリスク差として10％ポイント服用忘れが減少したといえますね。

ここからNNTを計算してみましょう。計算式は，以下のとおりです。

NNT＝1/リスク差

この例だと，NNT＝1/0.1＝10ですので，服用忘れを1人減らすために10人の患者に服薬指導を行う必要があることを意味します。これだと効果の大きさがよくわかりますね。

NNTは，死亡や入院などの臨床アウトカムを減少させる治療の効率を表すために開発されました（Laupacis A, et al：An assessment of clinically useful measures of the consequences of treatment. *N Engl J Med*, 318：1728-1733, 1988）。

4 存在・発生・効果の指標②

とても重要です。

「比で表す効果の指標」を**相対指標**,「差で表す効果の指標」を**絶対指標**とよぶこともありますので知っておいてください。

指標のまとめ

最後に,いままで学んできた指標を整理してみましょう(表3)。皆さんも,自身の臨床研究を計画する際には,どの指標を用いるのかを明確にしておいてください。

表3 各指標のまとめ

	存在の指標	発生の指標		効果の指標	
		割 合	率	比	差
例	有病割合 服用割合	発生割合 (リスク)	発生率	リスク比 発生率比	リスク差 発生率差
意 味	ある時点でアウトカムをもっている人の割合	新たにアウトカムを起こす人の割合	アウトカムが新たに起こる率	相対的な効果や関連	絶対的な効果や関連
計算法	アウトカムをもっている人 ÷ 対象者	アウトカムを起こした人 ÷ 対象者	アウトカムを起こした人 ÷ 対象者が観察された時間の総和	要因の存在・発生の指標 ÷ 比較対照の存在・発生の指標	要因の存在・発生の指標 ÷ 比較対照の存在・発生の指標

QUIZ

(解答例はp.262)

うがいを行っている30人(うがいグループ)とうがいを行っていない40人(非うがいグループ)で,風邪の発生を比較しました。風邪の流行期間中に風邪が発生した人は,うがいグループで3人,非うがいグループで8人でした。

以下の指標を求めてください。
① 非うがいグループに対するうがいグループの風邪のリスク比
② 非うがいグループに対するうがいグループの風邪のリスク差

第2章 One More Question

先人に学ぶ

Q1 英語が苦手で，英語の原著論文どころかPubMedのアブストラクトを読むこともつらいです。日本で研究を行うのであれば，情報検索も医中誌（医学中央雑誌）だけでは駄目ですか？

A いまから行う研究が日本特有の問題であれば，日本の情報だけ検索するのでもよいかもしれません。しかしほとんどの場合，皆さんが考えるRQは世界中の医療現場で共通の課題です。もし，海外で同様の研究が行われていれば，それを参考に，より質の高い研究を行うこともできます。英語の壁はありますが，ぜひPubMedでの検索にチャレンジしてください。さらに，最近はGoogleなど自動翻訳の精度も向上していますので，日本語訳を参考にできると思います。

Q2 PubMedを検索する際のテクニックはありますか？

A 検索用語を適切なもので行うことが重要です。Google Scholarでは全文検索してヒットする件数が簡単に調べられます。ヒット数の多い言葉を利用してPubMedで検索すれば効率的に検索できます。例えば，服用忘れに関連する用語を検索する場合，Google Scholarでのヒット数は以下のようになりました（2018年11月調べ）。

1. compliance, medication……1,450,000件
2. skip, medication……2,090,000件
3. adherence, medication……1,170,000件
4. miss, medication……117,000件

これらの用語はヒット件数が多いので，PubMed検索する場合には検索用語として考慮する必要があります。

測定をデザインする

Q3 測定の方法は，やはり先人が作った"ものさし"を使うべきでしょうか？

A ものさしは，皆が納得するものを使う必要があります。そういう意味では，既存のものさしを使うことが重要です。既存の研究でものさしの性能が示されているということは，測定の科学性を担保することにもなります。

既存のものさしがない場合は，ものさしを作ること自体が新たな研究になります。質問紙を利用した尺度を開発する場合も，ものさしを作る研究になります。

Q4 ものさしを作る場合，妥当性と信頼性が大切ということがわかりましたが，ものさしを作り，検証するような研究もできるのですか？

A 前述のとおりです。良いものさしの条件を確認することになります。

良いものさしの条件

- 測りたいものが測れているか？
- ものさしの内容
  - ・他の基準となるものさしとの関連
  - ・繰り返し測って同じ結果が得られるか？
- 測定の目盛は粗すぎないか？
- 測定できる範囲は十分か？
- 回答者の負担は考慮されているか？

85

第3章

研究デザインの型と
第3の因子

1 研究デザインの型 ·· p. 88

2 比較の質：第3の因子に気をつけよう ··············· p.106

第3章
研究デザインの型と第3の因子

1　研究デザインの型

　前回は，時めき病院リスクマネジメント委員会でコリンさんたちが調査を計画している「高齢入院患者の睡眠薬の服用と転倒」について話し合いました。関連を調べるために，睡眠薬服用者と非服用者で転倒発生割合を比較し，リスク差やリスク比という「効果の指標」を算出することが必要であることを学びましたね。ここまでを整理すると下のようになります。

PECO
P：高齢入院患者
E：睡眠薬服用あり
C：睡眠薬服用なし
O：転倒発生割合

ステップ1：それぞれの群の転倒発生割合（リスク）の計算
①睡眠薬服用者の転倒リスク
　　睡眠薬服用者のなかで転倒した人数÷睡眠薬服用者の人数
②睡眠薬非服用者の転倒リスク
　　睡眠薬非服用者のなかで転倒した人数÷睡眠薬非服用者の人数

ステップ2：「効果の指標」の算出
効果の指標を得るために差や比をみてみましょう。
　A：発生割合の差＝リスク差＝睡眠薬服用者の転倒リスク－睡眠薬非服用者の転倒リスク
　B：発生割合の比＝リスク比＝睡眠薬服用者の転倒リスク÷睡眠薬非服用者の転倒リスク

　さて，今回からいよいよ調査が始まるのでしょうか？

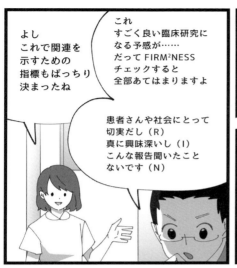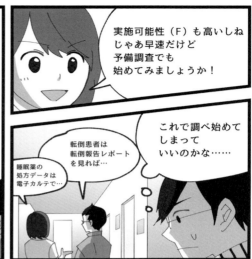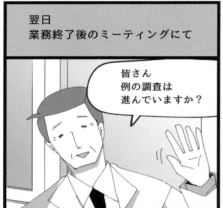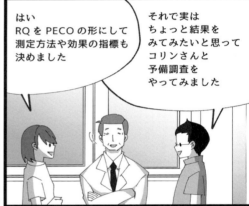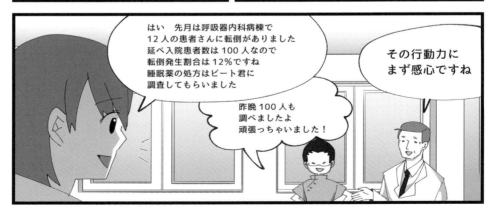

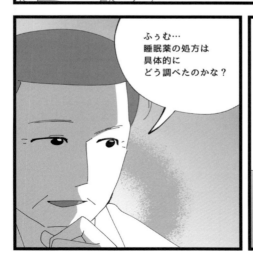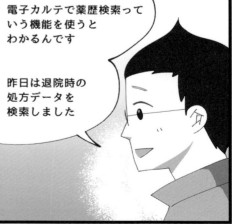

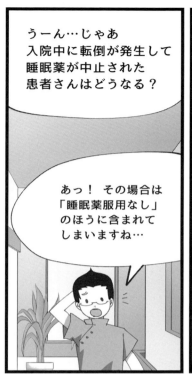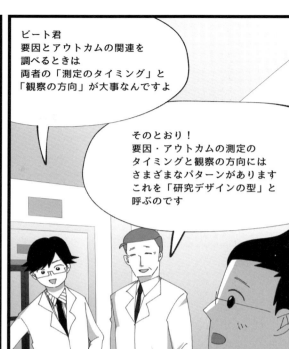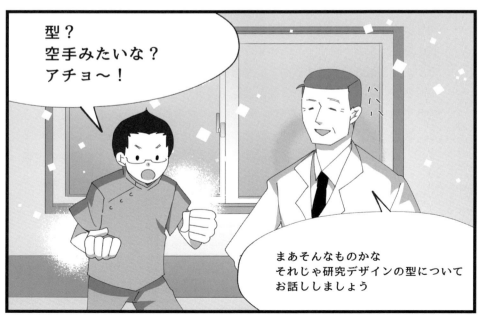

解説

これまでPECOと測定のデザインを学びました。さらに，関連を調べるためには効果の指標を求める必要があることも学びました。今回学ぶのは，研究デザインの型です。「型」は，PECOと並んで研究デザインの核となります。一緒に学んでいきましょう。

要因とアウトカムの時間的関係

ビート君たちは，睡眠薬服用と転倒発生の関連を調べようとしました。これを図示すると下のようになります。

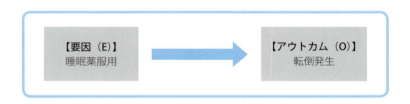

要因とアウトカムの関連を調べる際に，注意していただきたいのは矢印の向きです。要因である睡眠薬服用は，アウトカムである転倒発生より先に存在する必要があります。しんのすけ先生もビート君に「転倒発生後に睡眠薬を中止した場合はどうするの？」と指摘していましたね。ビート君たちは退院時処方によって要因である睡眠薬服用の有無を測定しようとしました。退院時処方における睡眠薬の服用の有無と入院中の転倒の関連をみてしまうと，要因とアウトカムの時間的関係が図と逆になってしまいますね。このように，要因とアウトカムの時間的関係が逆になってしまうことを**因果の逆転**とよびます。

因果の逆転の例をあげます。以下のようなPECOを考えました。

P：高齢の高血圧患者
E：服薬指導あり
C：服薬指導なし
O：服用忘れ

このRQを解決するために，高血圧で外来通院中の高齢患者へ以下の調査票を配布しました。

> **調査へご協力のお願い**
> 以下の質問にお答えください。
> 1. 最近3カ月間で，週に1回以上薬の服用を忘れることはありますか？
>   　　　　あり　　　　なし
> 2. 最近3カ月間に服薬指導を受けられましたか？
>   　　　　はい　　　　いいえ

この調査票を見ると，要因（E）とアウトカム（O）の測定が同じタイミングで行われていることがわかります（図1）。

この場合，服薬指導と服用忘れのどちらが先に起こっているのかわかりません。服用忘れが多い患者には，服薬指導が多く行われることが十分考えられますので，**服用忘れ→服薬指導**という「因果の逆転」が起こっていることが予想されます。

このように，要因とアウトカムの時間的関係を明確にするためには，測定のタイミングを考慮する必要があります。

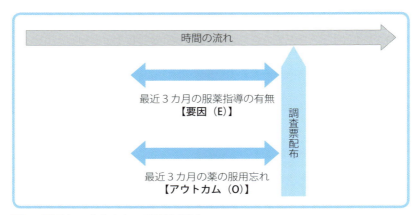

図1　要因とアウトカムの時間的関係

第 3 章　研究デザインの型と第 3 の因子

測定のタイミングと観察の方向

測定のタイミングと観察の方向によって，研究デザインの「型」が変わります。

❶ 測定のタイミング

要因（E），アウトカム（O）の測定が同一時点の場合は横断研究，異なる時点の場合は縦断研究に分類されます（図2）。

同一時点で要因とアウトカムを測定した場合は，要因とアウトカムのどちらが先に起こっているのか，得られたデータからは判別できません。これを**横断研究**とよびます。横断研究は，カメラで静止画を切り取ったスナップショットのイメージです。

一方，異なる時点で測定した場合（必ず要因が先）は，要因とアウトカムの時間的関係を明確にできます。これは**縦断研究**とよびます。ビデオで動画を撮ったモーションピクチャーのイメージです。

先ほどの「服薬指導と服用忘れ」の例は横断研究でした。これを縦断研究とするにはどうすればよいでしょうか？ 最近3カ月間の服薬指導の有無を要因として測定して，今後発生する服用忘れの有無をアウトカムとして測定すれば，要因とアウトカムの時間的関係を明確にした縦断研究となりますね。

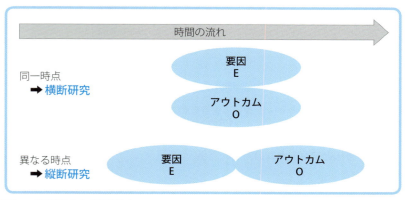

図2　横断研究と縦断研究

❷ 観察の方向

　縦断研究は，観察の方向が時間の向きと同じ「前向き」か，逆方向の「後ろ向き」かでさらに2つの「型」に分かれます．

　両者の観察の方向は異なりますが，測定のタイミングは，どちらも要因→アウトカムの順番になっていることに注意してください（図3）．

　前向き研究は**コホート研究**とよびます．コホート研究では，最初に対象者を要因と比較対照で分けて，その後のアウトカム発生を観察するので，観察の方向が要因→アウトカムになっています．

　一方，後ろ向き研究は**ケース・コントロール研究**とよびます．ケース・コントロール研究では，最初にアウトカムをもつケースともたない比較対照（コントロール）を集めてきて，その後に過去の要因について観察するので，観察の方向がアウトカム→要因となっています．

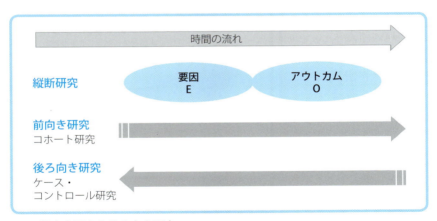

図3　前向き研究と後ろ向き研究

❸ ここまでのまとめ

　PECOの次に決めるのは研究デザインの「型」でした．測定のタイミングと観察の方向によって，次のページのように研究デザインの「型」が決まります．

第3章　研究デザインの型と第3の因子

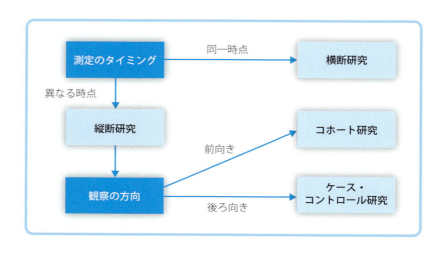

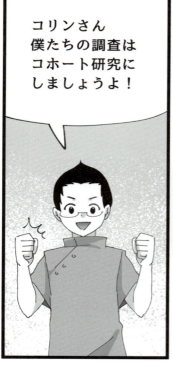

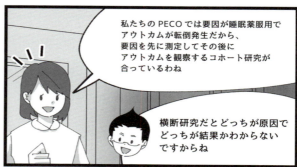

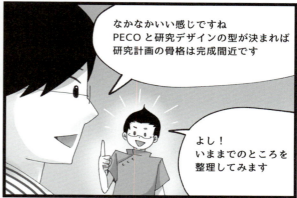

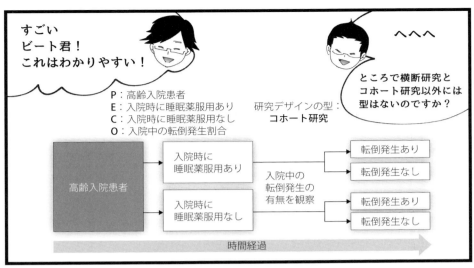
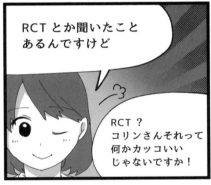
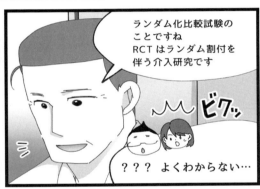
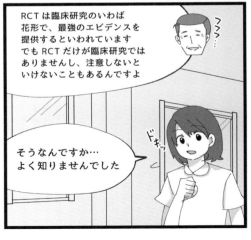
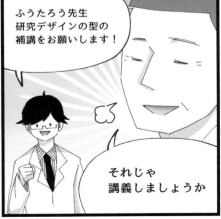

第 3 章　研究デザインの型と第 3 の因子

横断研究，コホート研究をさらに詳しく

　横断研究とコホート研究の違いは，要因（E）とアウトカム（O）の観察のタイミングでしたね。この2つは最も重要な基本の型ですので改めて解説します。

	横断研究	コホート研究
測定のタイミング	要因とアウトカムの測定を一時点で行う	要因を先に測定して，その後のアウトカムを観察する→縦断研究
観察の方向	一時点なので方向なし	要因→アウトカム

　横断研究の場合に問題となるのは，要因とアウトカムの時間的関係がわからないということでした。ビート君のRQの場合，横断研究では「睡眠薬→転倒発生」と「転倒発生→睡眠薬」を区別できない点が問題でした。しかし，どんな場合でもコホート研究のほうが横断研究よりも良いというわけではありません。コホート研究では時間を追って対象者を観察しなければいけません。その間にいなくなってしまう対象者が多ければ問題ですし（これを**脱落**とよびます），時間を追って追跡するのは非常に手間（時間もお金も）がかかります。

　もし，医学的に考えて要因→アウトカムの時間的関係を誤らないようなRQであれば，横断研究で実施したほうが効率的です。例えば，「一人暮らしだと薬の飲み忘れが多いかどうか？」というRQではどうでしょうか？　「独居→薬の飲み忘れ」はありそうですが，「薬の飲み忘れ→独居」は考えにくいですよね。この場合は，横断研究のほうが効率的に実施できそうです。

ケース・コントロール研究をさらに詳しく

　要因とアウトカムの測定のタイミングが異なる場合，縦断研究とよびました。縦断研究は観察の方向によって2種類に分類されました。要因（E）→アウトカム（O）の前向きな観察はコホート研究，アウトカム→要因の後ろ向きな観察がケース・コントロール研究でした。これだけではケース・コント

1　研究デザインの型

ロール研究のイメージがつかみにくいと思いますので，解説を加えます。

　ケース・コントロール研究の「ケース」とはアウトカムを発生した人，「コントロール」とはアウトカムを起こさなかった人です。アウトカムの有無で比較している点に注目してください。コホート研究では要因の有無で比較していましたね。両者の違いを整理すると，こうなります。

> 【ケース・コントロール研究】
> アウトカムを発生した人（ケース）と，
> 発生しなかった人（コントロール）で要因を比較する
> 【コホート研究】
> 要因と比較対照で，アウトカムを比較する

　つまりケース・コントロール研究では，アウトカム→要因という，時間の流れと逆行した（後ろ向き）観察を行っているわけです。

　ビート君たちのRQを例に，研究を行う手順を考えてみましょう（図4〜5）。PECOは以下のようになっていました。要因・アウトカムの測定のタイミングが異なる点は，コホート研究でもケース・コントロール研究でも一緒です。

> P：高齢入院患者
> E：入院時に睡眠薬服用あり
> C：入院時に睡眠薬服用なし
> O：入院中の転倒発生割合

　コホート研究では，対象者（P）の基準に沿って研究参加者を集めてきました。一方，ケース・コントロール研究では，アウトカムの有無を基準に研究参加者を集めてくるので，ケースの集団とコントロールの集団が目的としていた対象者（P）の集団に由来しているのかどうか注意が必要です。そのため，ケース・コントロール研究の図5では対象者をぼんやりとした雲で表現しました。もし，ケースやコントロールがこの目的としていた対象者の集団から外れていた場合，結果に大きな影響を及ぼします。例えばビート君の今回のRQの場合，呼吸器内科病棟で入院中に転倒した人をケースとすると，

コントロールとして適切なのはどのような人たちでしょうか？　同じ呼吸器内科病棟に入院した患者で転倒しなかった人たちをコントロールにすることも考えられますね。同一施設内でコントロールを集める場合を院内コントロールとよび，医学研究でよく使われる方法です。

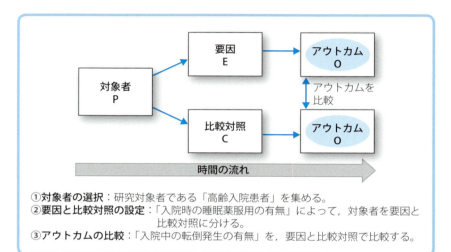

①対象者の選択：研究対象者である「高齢入院患者」を集める。
②要因と比較対照の設定：「入院時の睡眠薬服用の有無」によって，対象者を要因と比較対照に分ける。
③アウトカムの比較：「入院中の転倒発生の有無」を，要因と比較対照で比較する。

図4　コホート研究の手順

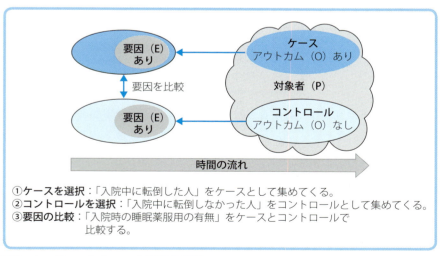

①ケースを選択：「入院中に転倒した人」をケースとして集めてくる。
②コントロールを選択：「入院中に転倒しなかった人」をコントロールとして集めてくる。
③要因の比較：「入院時の睡眠薬服用の有無」をケースとコントロールで比較する。

図5　ケース・コントロール研究の手順

ふうたろう先生の One More Lecture

●ケース・コントロール研究では発生割合（リスク）が計算できない

　発生割合（リスク）を計算するためには，アウトカムを発生した人数（分子）と，対象者の人数（分母）が必要でした。しかし，ケース・コントロール研究では分母の人数が不明のため，この発生割合が計算できません。「対象者の人数は（ケースの人数＋コントロールの人数）なのでは？」と思った方がいるかもしれません。しかし，ケースの人数やコントロールの人数は研究者が恣意的に設定することができるのです。ケースが100人集まったから，コントロールも100人，あるいは200人などのように。つまり，ケースの人数とコントロールの人数の和に意味はないのです。

　さて，発生割合（リスク）が計算できないとすると，効果の指標はどうすればよいのでしょうか？　ケース・コントロール研究ではリスク比を求めることができませんが，リスク比に近似できるオッズ比を求めることができます。具体的な計算方法は以下のとおりです。

　転倒したケース＝20人
　転倒しなかったコントロール＝180人
　ケースで睡眠薬服用あり＝10人
　コントロールで睡眠薬服用あり＝60人

　①ケースの睡眠薬服用オッズを求める
　　睡眠薬を服用した人数/睡眠薬を服用しなかった人数＝
　　10/（20−10）＝1.0
　②コントロールの睡眠薬服用オッズを求める
　　睡眠薬を服用した人数/睡眠薬を服用しなかった人数＝
　　60/（180−60）＝0.5
　③ケースとコントロールの睡眠薬服用オッズの比を求める
　　ケースの睡眠薬服用オッズ/コントロールの睡眠薬服用オッズ＝
　　1.0/0.5＝2.0

第3章　研究デザインの型と第3の因子

　　以上で求めた睡眠薬服用オッズの比（オッズ比）がリスク比に近似されます。近似できるための条件は，アウトカムである転倒発生割合が少ない場合です。

　　ケース・コントロール研究で発生割合（リスク）は計算できないと説明しましたので，アウトカム発生頻度が少ないことをデータから示すことはできません。先行研究や事前調査などから示す必要があります。

介入研究とは？

　コリンさんも言っていた**RCT**（randomized controlled trial：ランダム化比較試験）という研究デザインの型を読者の皆さんもお聞きになったことがあると思います。RCTは臨床研究の花形で，世界のTOPジャーナルでも多くが報告されています。そして，RCTこそが最強のエビデンスを提供するといわれています。しかし，RCTだけが臨床研究ではありません。RCTはRQを解決するための手段の一つです。「RCTってかっこいい！」の前に，「RCTとは何か」を学びましょう。

　RCTは介入研究の一つです。**介入研究**とは，研究者が対象者の治療決定に関与する研究デザインです。介入研究に対して，研究者が対象者の治療決定に関与せず診療をありのままに観察する研究デザインを**観察研究**とよびます。いままで学んだ横断研究，コホート研究，ケース・コントロール研究などはすべて観察研究です。

　介入研究でも比較群をもたない場合もあります。例えば，対象者全員に服薬指導を行い，その後の患者の服薬状況を測定する場合などです。この場合，比較していないので服薬指導の効果を調べることはできません（第1章-3，p.20～を参照）。

　効果を調べるために行うのが，比較対照群をもった介入研究です。この場合，対象者（**P**）を介入群（**I**）と比較対照群（**C**）に分類する作業（これを**割付**とよびます）を研究者が行います。もし研究者が「この患者さんは予後が良さそうだから介入群」，「この患者さんは転院していなくなりそうだから

102

比較対照群」などと恣意的に決めてしまった場合，結果が操作されてしまい，問題がありますね。そこで，割付を研究者が恣意的に行わずランダムに行う方法を**ランダム割付**とよびます。ランダム割付を伴う介入研究がRCTとよばれます。ランダム割付を行った場合，介入群と比較対照群の患者の特徴は確率的に同じとなるはずです。しかし，ここで注意していただきたいのは，サイコロを振っても偏りが生じる場合があるということです。特にサイコロを振る回数が少ない（対象者の人数が少ない）場合は，注意が必要です。

RCTの実施手順は以下のとおりです。

---

① 研究対象者を集める

　対象者（P）の基準に合致する患者のなかで研究参加に同意した人が研究対象者となる。

② 対象者を介入群と比較対照群にランダム割付する

　介入群（I）に行う治療行為は明確に定義され，標準化（介入群の皆が同様な治療を受ける）されていなければいけない。

③ 介入群と比較対照群でアウトカムを比較する

　割付後に両群を追跡し，アウトカムを測定し，比較することで効果の指標（リスク比，リスク差など）を求める。

　この流れは，②を除いてコホート研究に似ていますね。コホート研究を理解していれば，介入研究を理解するのも容易です。

　RCTには，ほかにも注意すべき点があります。研究対象者が本当に集まるのか，介入は倫理的に問題ないかという点です。患者さんに研究内容を説明し，ランダム割付に同意してもらうのはたいへんです。特に，患者さんに負担を伴うような介入である場合には，必要な人数の研究対象者を集めることが困難になります。これらの説明・同意取得のための費用・時間は莫大となります。また，介入によって患者さんに害を及ぼす可能性がある場合や，介入群と比較対照群のメリット・デメリットが明らかにつりあっていない場合は，RCTを行うこと自体が非倫理的となります。

第3章 研究デザインの型と第3の因子

研究デザインの型を整理

　主要な研究デザインの型はこれですべて登場しました．横断研究，コホート研究，ケース・コントロール研究，介入研究について理解できましたか？最後に，それぞれのデザインの型の違いを整理しておきましょう（図6）．

　最初の分岐点は，研究者による介入を行うかどうかです．これによって介入研究と観察研究に分かれます．介入研究の場合は，ランダム割付の有無によってRCTとそれ以外に分かれます．観察研究の場合は，大きな分岐は比較群の有無です．比較群がなければ**記述研究**で，いくら対象者の人数を増やしても（何万人でも），症例報告・症例集積です．比較群のある観察研究は**分析的観察研究**とよびます．分析的観察研究は，測定のタイミングと観察の

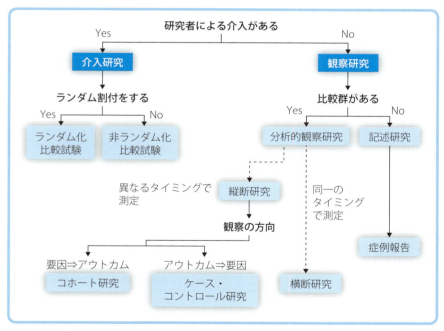

図6　研究デザインの「型」

〔福原俊一：臨床研究の道標；7つのステップで学ぶ研究デザイン 第2版（下），健康医療評価研究機構，2017より改変引用〕

方向によって，横断研究，コホート研究，ケース・コントロール研究に分かれます。

＊　　　＊　　　＊

さて，研究デザインの型について理解は深まったでしょうか？ 皆さんも，自分のRQに応じて最適な研究デザインの型を選んでください。また，臨床研究論文を読む際には，どんな型が使われているか意識してみてください。

 QUIZ　　　　　　　　　　　　　　（解答例はp.262）

研究デザインの型に関する以下の説明を読み，該当するものを①〜④から選んでください。

A. 要因と比較対照のグループをありのまま縦断的に観察し，アウトカムを比較する。
B. ある一時点で要因とアウトカムを同時に観察する。
C. 研究のための介入群と比較対照群にランダムに割り付ける。
D. アウトカムを起こした集団と起こしていない集団で要因の分布を比較する。

① ランダム化比較試験
② コホート研究
③ ケース・コントロール研究
④ 横断研究

第3章 研究デザインの型と第3の因子

2 比較の質：第3の因子に気をつけよう

　前回，ビート君たちは「高齢入院患者の睡眠薬服用と転倒の関連」について考えるなかで，リサーチ・クエスチョン（RQ）に応じて最適な研究デザインの型を選択することが重要であることを学びました。

　ビート君たちのRQでは，要因（E）である睡眠薬服用とアウトカム（O）である転倒発生の時間関係が重要です。時間の前後関係を明確にできない横断研究では，要因とアウトカムが逆の「因果の逆転」になっている可能性を考慮しなければいけません。例えば，患者が入院時に転倒を起こした，その結果，睡眠薬をやめたというような場合です。

　また，観察の方向によってもコホート研究（要因→アウトカム）とケース・コントロール研究（アウトカム→要因）の2つに分類されることを学びました。ここまでを整理した図を改めて示します。

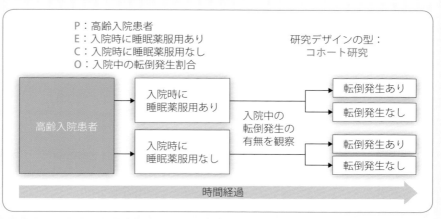

　PECOが固まり研究デザインの型も決まったので，調査は順調に進むでしょうか？

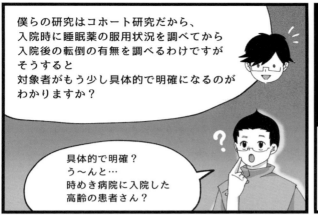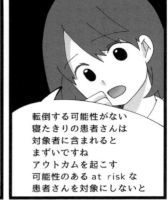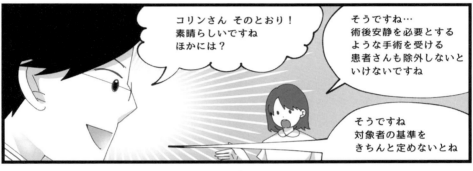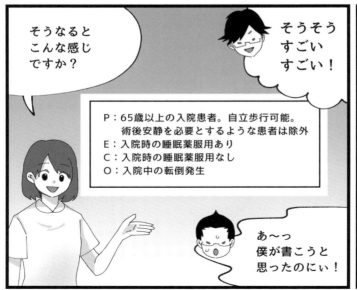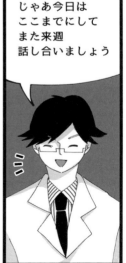

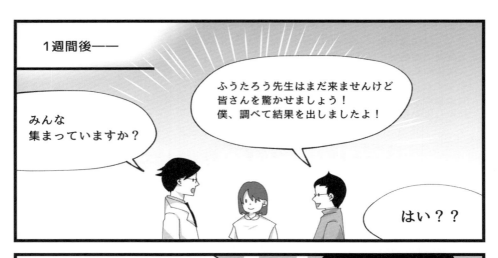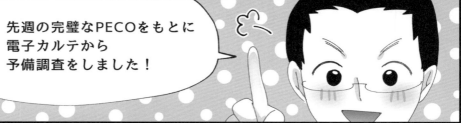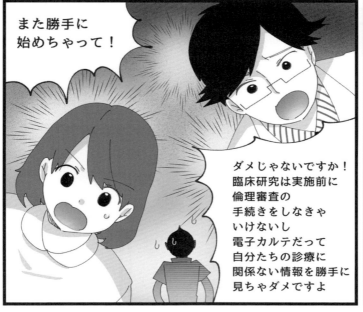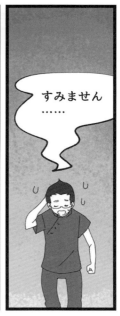

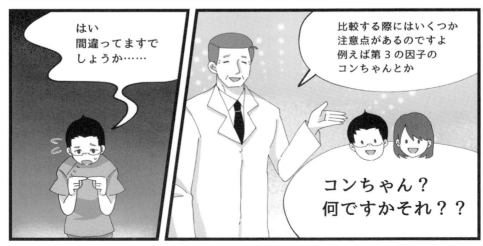

解説

いままでに、効果や関連を調べるためには比較することが必要であると説明してきましたが、比較さえすればよいというわけではありません。科学的に質の高い比較を行わなければ、得られた結果は信用されません。ビート君が調査した結果を皆さんは信用できますか？ 信用できないとすれば、なぜですか？ 今回は、比較の質を落とす第3の因子を中心に学んでいきます。

比較の注意点

比較して効果や関連を調べる際に注意すべき3つのポイントがあります。それぞれについて説明していきます。

> **比較する際の3つのポイント**
> 1. たまたま（偶然）じゃないか？
> 2. 比較は邪魔されていないか？
> 3. 測定されたデータは間違っていないか？

❶ たまたま（偶然）じゃないか？

例えば、ビート君が行った研究でリスク比2.0という結果が得られました。しかし、次に同じような研究を行った場合、結果はまったく同じにはなりません。同様の研究を繰り返して行うと、研究結果は下のようにばらつきます。

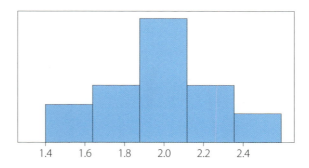

このばらつきは、特定の方向に偏ることなく、ランダム（偶然）に起こります。これを**偶然誤差**とよびます。つまり、今回行った研究で得られたリス

ク比2.0という結果は，たまたま得られた値であり，本当は睡眠薬服用と転倒発生の間に関連がなかったのかもしれません。たまたま（偶然）なのか，そうでないのかを区別するためには，ランダムに起こるばらつきの大きさを示す必要があるのです。

そこで，今回の研究から得られたリスク比を点推定値，ランダム誤差による点推定値のばらつきを信頼区間として示します。具体的には，以下のような示し方です。

> リスク比 点推定値：2.0，95％信頼区間：0.9〜3.4

95％信頼区間とは，100回同様の研究を行って100個のリスク比が得られた場合に95個のリスク比が分布する範囲です。この範囲の外には5％（100個中5個）の研究しかないということになりますので，そのような値をとることはまれであると判断することができるのです。

❷ 比較は邪魔されていないか？

ビート君たちのRQでは，以下のような関係を調べることが目的でした。

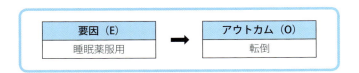

しかし現実世界では，要因とアウトカムの2者だけでこの関係性が説明できることはまれです。要因とアウトカム以外の第3の因子が存在します。特に，比較を邪魔している第3の因子である交絡因子がないか注意する必要があります。

図1の天秤は要因（E）と比較対照（C）の比較を表しています。理想的には，要因と比較対照だけを天秤に乗せて比較したいのですが，現実世界では，ひもでぶら下がった邪魔者（交絡因子）のコンちゃんがいます。この状態で天秤の目盛りを読むと，コンちゃんの重さが混じって，EとCが正しく比較できません。この図では，Eの側にコンちゃんが多くぶら下がっているので，Eの重さを過大評価してしまいます。このように交絡因子によって起こる関

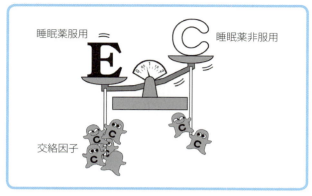

図1　比較を邪魔する交絡因子
〔福原俊一：臨床研究の道標：7つのステップで学ぶ研究デザイン 第2版（下）．健康医療評価研究機構，2017より改変引用〕

連や効果の過大評価（あるいは過小評価）が**交絡**という現象です。

例えばビート君のRQの場合，睡眠薬服用者（**E**）には睡眠薬非服用者（**C**）と比べて，日常生活動作（ADL）が低下した人が多い場合，ADL低下という交絡因子が比較を邪魔して，睡眠薬の服用と転倒発生の関連を過大評価してしまいます。

❸ 測定されたデータは間違っていないか？

交絡の場合，データ自体は正しく，交絡因子によって比較が邪魔されていました。一方，測定されたデータ自体が間違っている場合も質の高い比較はできません。

図2のように，天秤がそもそも壊れている場合，測定されたデータ自体が誤っていることを（交絡以外の）**バイアス**とよびます。例えば，ビート君のRQで，医師の診療記録をもとに転倒発生の有無を判断した場合はどうでしょうか？　医師は転倒発生を診療録にちゃんと記載していない可能性がありますね。転倒発生の頻度は実際よりも少なくなってしまいます（データ自体が誤っている）。この場合，別の方法で転倒発生を測定し直さなければ，正しい比較はできません。

交絡を含めてバイアスとよぶ場合もありますが，本書では交絡と（交絡以

2 比較の質：第3の因子に気をつけよう

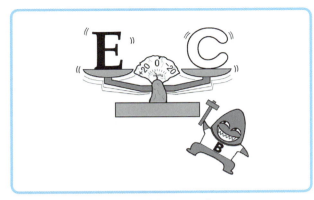

図2　データ自体が誤って測定されるバイアス

〔福原俊一：臨床研究の道標；7つのステップで学ぶ研究デザイン 第2版（下），健康医療評価研究機構，2017より改変引用〕

外の）バイアスを明確に区別することにします。その理由は以下の2点です。

①交絡と（交絡以外の）バイアスは発生の原因が異なる。交絡は第3の因子である交絡因子によって比較が邪魔された結果生じる。バイアスは測定されたデータ自体が誤っている。

②交絡と（交絡以外の）バイアスでは対処法が異なる。交絡は，交絡因子を測定していれば解析によって対処（調整）できる。バイアスはデータ測定前に予防しなければ，データ測定後には対処できない。

*　　　*　　　*

交絡については第5章-5で，バイアスについては第5章-6で詳しく説明します。

交絡因子と要因・アウトカムの関係性を図に描こう

交絡因子を整理するために図に描くことをお勧めしています。私たちは**概念モデル**とよんでいます。

まず，要因（E）とアウトカム（O）を矢印で結びます。これが理想的な関係ですが，現実世界ではまれです。2番目に，アウトカムに影響する第3の因子をリストアップします。これらは**予後因子**とよばれます。

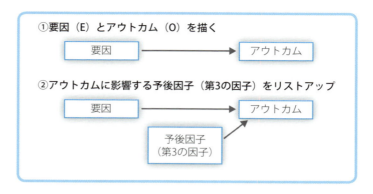

3番目に，先ほどリストアップした予後因子の候補から交絡因子を区別します。要因と関連し，要因の結果でないものが交絡因子になります。

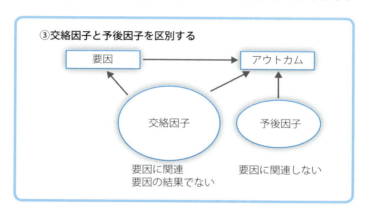

具体的に考えてみましょう。ビート君のRQの場合，アウトカムである転倒発生に影響する重要な第3の因子として，ADL低下や入院による不慣れな環境などがあります。ADLが低下した人は，睡眠薬非服用者より睡眠薬服用者で多い可能性があります。つまり，ADL低下と睡眠薬服用には関連があるということになります。また，睡眠薬服用の結果としてADL低下が起こるわけではないので，要因の結果ではないといえます。このことから，ADL低下は交絡因子に分類されます。一方，入院後の不慣れな環境は睡眠薬服用にかかわらず存在するので（要因と関連がない），予後因子ということになります。以上より，交絡因子となるための3条件が整理できます。

> **交絡因子の3条件**
> ①アウトカムに影響する
> ②要因と関連がある
> ③要因の結果ではない

　なぜ3つ目の条件が「要因の結果ではない」となっているのでしょうか？ 3つ目の条件にあてはまらない第3の因子は，要因とアウトカムの中間にあるため，**中間因子**とよばれています。中間因子は交絡因子のように比較の邪魔をするものではないので，明確に区別する必要があるのです。

　以上より，ビート君のRQを概念モデルで表すことができました。

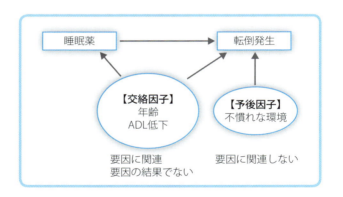

交絡の影響を考える

　交絡因子によって関連や効果が過大評価されたり，過小評価されたりすることを学びました。では，いったいどちらの方向に影響するのでしょうか？ それを事前に調べる方法があります。

　要因，アウトカム，交絡因子を概念モデルで描くと，3つの関係性があります。

①要因→アウトカム
②交絡因子→アウトカム
③交絡因子→要因

それぞれの関係性をプラス（増やす）かマイナス（減らす）で示します。ADL低下の場合，次のページの図のように①プラス，②プラス，③プラスになりました。プラスの数は3つなので（プラスの数字を3回掛けあわせると

ふうたろう先生の **One More Lecture**

● 観察研究で治療効果を調べる際の注意点

　治療の効果を調べるRQはとても関心が高いRQです。皆さんも，自分が調剤している薬剤が患者さんに役立っているかどうかなど，気になりますね。しかし，観察研究で治療効果を調べる場合に注意すべきなのが交絡の存在です。

　観察研究では，診療のありのままが観察されるので，薬剤など治療方針を決定する際のさまざまな因子の影響を考慮する必要があります。病気の重症度，いままでの治療内容，患者の併存症，患者の年齢，家族の希望など……これらはすべて第3の因子であり，交絡因子の候補となります。

　これらの交絡因子の候補のなかには測定が困難な因子も含まれており，さらに未知の交絡因子が隠れている可能性もあります。予後が良さそうにみえる患者（治療効果が期待できそうな患者）に投与されやすい薬剤の場合，効果が過大評価されてしまいます。これらの交絡を**治療選択交絡**とよんでいます。

　皆さんも，観察研究を計画する際や観察研究の論文を読む際には，治療選択交絡の存在と，それが結果に与える影響について考えてみてください。

2 比較の質：第3の因子に気をつけよう

プラスになりますね），過大評価することになります。つまり，ADL低下という交絡因子の影響により，睡眠薬服用と転倒発生の関連は過大評価されている可能性があることになります。

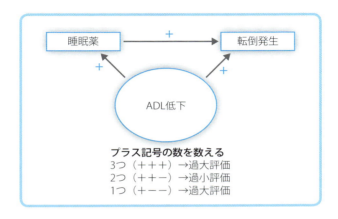

このように，交絡因子が結果に与える影響を推測することはとても重要です。もし，この交絡因子が測定されておらず対処できなかった場合に，結果にどのような交絡の影響が残っているかを検討するのにも役立ちます。

QUIZ　（解答例はp.262）

以下の説明は，比較の質を落とす原因としてそれぞれ何に相当しますか？
① 降圧薬服用患者と非服用患者で1年後の腎機能低下速度を比較した。しかし，降圧薬服用患者は非服用患者と比べて高齢で，もともとの腎機能が低値であった。
② 降圧薬服用患者で服用忘れ頻度を調査した。主治医が診察時に聴取した服用忘れ頻度と，薬剤師が残薬確認から測定した服用忘れ頻度には違いを認めた。
③ 血圧と腎機能低下の関連を調べたが，対象者が少なく，統計学的に有意な関連を認めなかった。

第3章 One More Question

研究の型を学ぶ

Q1 エビデンスレベルを鑑みると，介入研究のほうがいいのでしょうか？
介入できなければ観察研究のコホート研究を行うべきなのでしょうか？

A エビデンスレベルのみで研究デザインの型を決めるべきではありません。確かにランダム化比較試験（RCT）は，観察研究で問題となる交絡へ対処するための最強の方法であるランダム割付を行っています。しかし，いくらランダム割付を行ったRCTであっても，割り付けの方法が間違っていたり，アウトカムの測定が誤っていたり，対象者の選択が誤っていれば，得られた結果は信用できません。また，RCTは実施する際の費用や参加者の負担が問題となることも多々あります。RQごとに利用可能で最もRQに適したデザインの型を選択する必要があります。

Q2 コホート研究とケース・コントロール研究は何が違うのでしょうか？

A 最も大きな違いは対象者の選び方です。コホート研究は，対象者の条件を決め，それに適した患者を抽出します（p.100の図4）。患者抽出時点でアウトカムは不明です。

一方，ケース・コントロール研究では，アウトカムの有無に応じて（ケースとコントロール），対象者を抽出します（p.100の図5）。

疑問をモデル化する

Q3 第3の因子で，交絡因子，予後因子，中間因子は理解できましたが，効果修飾因子もあると聞きました。どのようなものか，具体的な例も踏まえて教えてください。

A 効果修飾因子とは，名前のとおり要因とアウトカムの関係性（効果）に影響を与える因子のことです。効果修飾因子は，交絡因子，予後因

子，中間因子のように，要因やアウトカムと決まった関係性があるわけではないので，概念モデルで図示化するのが困難です。

　例えば，中高年と高齢者で要因とアウトカムの関連性が異なる場合，年齢は効果修飾因子となります。交絡因子の場合は，交絡因子で分けた各層での関連が同様です。一方，効果修飾因子の場合は，効果修飾因子で分けた各層での関連が異なります。

Q4 概念モデルは，PECOがきっちり固まってから作成するほうがいいのですか？

A 概念モデルを作成する過程でPECOを多少変更することが必要になる場合もあります。明確なPECOを最初に設定することは基本ですが，考え過ぎるとなかなか前へ進めません。第1章-2（p.19）でお示しした「臨床研究の7つのステップ」は，時には戻ったり行ったりしながら完成していくものです。

第4章

ここまでのおさらいをしよう

1 医療現場の疑問をリサーチ・クエスチョンにする
（第1章の復習） ⋯⋯⋯⋯⋯⋯⋯⋯⋯⋯⋯⋯⋯⋯ **p.122**

2 測定のデザイン
（第2章の復習） ⋯⋯⋯⋯⋯⋯⋯⋯⋯⋯⋯⋯⋯⋯ **p.129**

3 研究デザインの型と第3の因子
（第3章の復習） ⋯⋯⋯⋯⋯⋯⋯⋯⋯⋯⋯⋯⋯⋯ **p.137**

第4章
ここまでのおさらいをしよう

1 医療現場の疑問をリサーチ・クエスチョンにする（第1章の復習）

> **医療現場の疑問を整理する（第1章-1, p7）**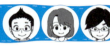

ビート君 皆さんこんにちは，ビートです。第3章まで臨床研究デザインの基本的な部分を学んできました。第5章から具体的な研究計画を作成していきますが，その前にこれまで学んだことを振り返ってみたいと思います。しんのすけ先生，コリンさん，来て来て！

コリンさん もう～，ビート君はホント人使い荒いんだから。今日は病棟で退院患者さん多くて大変だったんだから！　ねえ，しんのすけ先生。

しんのすけ先生 そうですよ，ビート君。なんですか，大声で呼び出して。病棟の患者さんに迷惑じゃないですか。あ～あ，カルテ記載終えて一息ついていたのに。

ビート君 コリンさん，しんのすけ先生，お仕事お疲れのところすみません。これまで臨床研究について勉強してきたことが頭の中でパンクし始めていて，少し整理が必要かな～と思いました。ちょっと一緒にお時間いただけますか？

コリンさん う～ん，そうね。これまでいろいろなことを学びましたね。

しんのすけ先生 そうですね。いままで学んだことを整理してみるよい機会ですね。

ビート君 はじめて病棟で研修を始めたとき，医療現場で薬剤師として活躍してやるぞ～って意気込んでいましたよね，僕。

コリンさん そうそう，まあ，やる気とお調子者だけはホントに一人前よね。

日常業務のなかに，無限のぼんやりとした「疑問のタネ」（クリニカル・クエスチョン；CQ）が埋もれていて，そのなかから，患者や業務にとって「切実」で，「改善可能」な疑問を探し出すこと。それこそが，良いリサーチ・クエスチョン（RQ）であり，まずその疑問に気づくことから始めることの大切さを一緒に勉強したわね。

ビート君 そうそう，臨床研究の「疑問のタネ（CQ）」は，医療現場で見つかることを学びました。

コリンさん あのときちょうど，病院で採用したばかりだった新しい抗菌薬トキメキサシン600mg錠のCQを覚えてる？

ビート君 はい，いろいろなCQを皆で考えて出てきましたね。

しんのすけ先生 CQは4つのパターンに分類されること覚えていますか？

ビート君 覚えていますよ！　病気や診療の実態を調べるCQでしょ，原因と結果の関連を調べるCQでしょ，それと治療や指導の効果を調べるCQ，それから……。

コリンさん 診断や評価の方法の性能を調べるCQでしょ。

ビート君 ああ，そうでした，そうでした。ハハハ（笑）。

　いざCQを考えようと思っても，すぐに出てこない場合もありますね。しかし，医療現場で奮闘されている皆さんには，きっと多くのCQが浮かんでいるはずで，それを意識できていないだけです。

　そこで，CQを思いつくための視点を整理してみました。

CQを思いつく視点

- 患者さんの困っていることに耳を傾ける
- 自分たちが医療現場で困ったり，悩んだりしていることに注目する
- 日常的に行っている医療行為が本当に正しいかを洗い直す
- 先人達（先輩，過去の研究者）によってわかっていることを整理して，何がわかっていないかを考える

第4章　ここまでのおさらいをしよう

　このような視点をもって医療現場で働くと，きっと多くのCQが見つかることと思います。そして，思いついたらすぐにメモの習慣をもってください。CQをそのままにしていると，忙しい医療現場では忘れてしまいます。私も日頃からCQをメモするためのノートを持ち歩くようにしています。最近では，スマートフォンでメモを取れますし，Evernoteなどのクラウドにメモを保存しておけば検索して後で確認しやすいのでお勧めです。

> **CQ 4つのパターン**
> 1. 病気や診療の実態を調べる
> 2. 原因と結果の関連を調べる
> 3. 治療や指導の効果を調べる
> 4. 診断や評価の方法の性能を調べる

　たくさんのCQを思いついても，整理しておかなければそのまま埋もれてしまいます。まずは，CQを4つのパターンに分類しましょう。

　入院した糖尿病患者の服薬指導を行う場面を想像してみてください。1～4のパターンに沿って，こんなCQが浮かんできませんか？　皆さんも自分のCQをあげて，この4つのパターンに分類してみましょう。

> 1. 糖尿病コントロールの悪い患者はどれくらいいるのだろうか？
> 2. 独居の高齢者では，服薬管理が悪いのではないか？
> 3. 服薬指導を行うと血糖管理も改善するだろうか？
> 4. 薬剤師の行う問診で，患者の糖尿病性神経障害は診断できるか？

疑問を解決可能な形に構造化する（第1章-2, p13）

しんのすけ先生　ビート君，CQを分類したら，その後何をしたか覚えていますか？

ビート君　覚えてますよ，先生。ここが大切じゃないですか！　ピコ，ペコですよ。

1 医療現場の疑問をリサーチ・クエスチョンにする（第1章の復習）

しんのすけ先生 正解。疑問を解決可能な形に構造化するのでしたよね。研究の基本設計図作成のための7つのステップ（p.19）の第一段階でしたよね。

> **PECO/PICO（ペコ/ピコ）**
> **P**（Patients/Participants）：誰に？（対象）
> **E/I**（Exposure/Intervetion）：何があると？（要因），何を行うと？（介入）
> **C**（Comparison）：何と比べて？（比較対照）
> **O**（Outcome）：どうなるか？（アウトカム）

　ペコやピコはRQの基本骨格でした。先ほどあげたCQの「2. 原因と結果の関連を調べる」や「3. 治療や指導の効果を調べる」は，このPECOやPICOの形式に変換することで明確になります。

　具体的に考えてみましょう。独居と服薬管理の関連を調べる場合，以下のようなPECOになります。

> **P**：高齢者
> **E**：独居
> **C**：非独居
> **O**：服薬忘れの頻度

PECOの落とし穴（第1章-3，p20）

コリンさん PECOを作るときにいくつかの落とし穴があることも勉強したわね。覚えてる？　ビート君。

ビート君 え〜と？？　対象（P）＝要因（E）＋比較対照（C）でしたっけ。

しんのすけ先生 そうですね。他のポイントは覚えていますか？

コリンさん PECOを作った後にロジカルチェックすることが重要でしたね。復習してみましょうか。

第 4 章　ここまでのおさらいをしよう

> **PECOのロジカルチェック**
> 1. 対象（P）＝要因（E）＋比較対照（C）
> 2. 対象者の条件にアウトカムの有無は含まれない
> 3. 要因/比較対照の条件にアウトカムの有無は含まれない
> 4. 要因はアウトカムより先

　PECOができた後には，このポイントを必ず確認するようにしてください。

　1つ目ですが，対象は要因と比較対照のどちらかに分類され，要因と比較対照の両方に重複して分類されたり，どちらにも分類されないような対象者が存在しては困ります。

　2つ目と3つ目は，四分表（2×2表）で整理するとよくわかります（図1）。要因と比較対照でアウトカムを比較するためには，2×2表の4つのセルに対象者が分布している必要があります。

間違い例
P：糖尿病で視力障害のある患者
E：血糖が良い場合
C：血糖が悪い場合
O：視力障害の有無

	要因	比較対照
アウトカムあり	E	C
アウトカムなし	なし	なし

対象者の条件にアウトカムの有無が含まれている。
アウトカムを発生していない人がいない！

間違い例
P：糖尿病患者
E：血糖が良くて視力障害のない患者
C：血糖が悪くて視力障害のある患者
O：視力障害の有無

	要因	比較対照
アウトカムあり	なし	C
アウトカムなし	E	なし

要因・比較対照の条件にアウトカムの有無が含まれている。
要因の患者にはアウトカムを発生していない人がいない！
比較対照の患者にはアウトカムを発生した人がいない！

図1　PECOと四分表

1 医療現場の疑問をリサーチ・クエスチョンにする（第1章の復習）

　4つ目は，要因とアウトカムの時間的関係を示しています．要因→アウトカムの順で起こる事象であるか，それが医学的に妥当であるかを考えてみてください．例えば，以下のようなPECOを一時点（横断研究）で検討する際はどうでしょうか？

> P：糖尿病患者
> E：服用薬の数が多い
> C：服用薬の数が少ない
> O：血糖

　服用薬の数が多いほど血糖が悪いという結果が得られたとき，服用薬の数を増やすと血糖が悪化するというように解釈することができるでしょうか？　血糖が悪いから服用薬の数が増えていると考えるほうが自然ではないでしょうか？　要因（E）とアウトカム（O）の時間的関係性が逆になっていることを**因果の逆転**とよぶのでしたね（p.92）．

良いリサーチ・クエスチョンとは？（第1章-4, p31）

ビート君　それから，できたPECOは何度も揉んで良いRQに磨いていくことの大切さについて，ふうたろう先生と京風割烹料理屋で課外授業を受けましたよね．

コリンさん　まあ，そんなこともあったわね．FIRM²NESSチェックが必要なのよね．

- - - - - - - - - - - - - - - - - - - -

　PECOができて，ロジカルチェックが終わっても，安心できません．本当にその臨床研究は実施できるの（Feasible）？　アウトカムは測定可能なの（Measurable）？　PECOの各要素は明確に定義されているの（Specific）？　そのRQから得られる知見は患者さんにとって役に立つの（Relevant）？　など，**FIRM²NESSチェック**の各項目についてしっかりと吟味を行ってください．ここで良いRQに磨くことが臨床研究を成功させるために重要ですので，しっかりと時間をかけて，仲間と一緒に行ってください．

第 4 章　ここまでのおさらいをしよう

Feasible：実現可能性
Interesting：真に興味あるテーマ
Relevant：患者・医療・社会にとって切実な
Measurable：要因やアウトカムを科学的に測定可能
Modifiable：要因やアウトカムを改善可能
Novel：新規性，いままでわかっていない
Ethical：倫理的，対象者に不利益を生じない
Structured：構造化された
Specific：明確，具体的な

第4章 ここまでのおさらいをしよう

2 測定のデザイン（第2章の復習）

測定のデザイン（第2章-1, p47）

ビート君 今回は第2章の復習ですね。PECOができて，ロジカルチェックをしてその後にFIRM^{2}NESSの各項目についてしっかりと吟味を行うこと。このFIRM^{2}NESSチェックを，しっかりと時間をかけて皆で吟味して，良いリサーチ・クエスチョン（RQ）に磨くことが，臨床研究を成功するために重要なんでしたよね！

しんのすけ先生 そうそう，京風割烹料理屋の新メニュー「いさきのそら豆すり流し 新緑仕立て」をFIRM^{2}NESSチェックしてましたね（笑）。

コリンさん そんなことありましたね。私たちのRQは，トキメキサシン錠の大きな剤形と飲みやすさの関連を調べるというテーマでしたよね。アウトカムの設定で「お薬ちゃんと飲めるかメーター」で議論したのを覚えてる？

> **剤形と薬の飲みやすさの関連を調べるRQ**
> P：肺炎で経口抗菌薬トキメキサシンを服用する患者
> E：剤形の大きなトキメキサシン600mg錠を1日1回服用する場合
> C：剤形の小さなトキメキサシン200mg錠を1日3回服用する場合
> O：「お薬飲めるかメーター」で測定した薬の飲みやすさ

ビート君 覚えていますよ。患者さんにお薬の飲みやすさを5段階で測定できる"ものさし"でしょ。

129

第4章　ここまでのおさらいをしよう

しんのすけ先生　そうそう，「薬の飲みやすさ」をこの「お薬飲めるかメーター」できちんと測れるのか？　測る定義を明確にしたり，測定条件を決めたりすることが大切であることを勉強したよね。

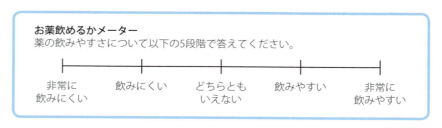

本書で対象としている臨床研究は**量的研究**です。医療現場の課題を測定し，量（数値）に変換し，分析することで解決の方法を探る手法です。測定するということは量的研究において非常に重要でした。

しかし，すぐに測定に飛びついてはいけません。フットワークの軽いビート君も，すぐに測定を行おうとして止められましたね。測定には，事前のよく練られたデザインが必須です。デザインされることなく測定されたデータはゴミの山になりかねません。"Garbage in，garbage out !"という言葉を聞かれたことがあるかもしれません。いくら最先端のパソコンにゴミのデータを入れてもゴミのような結果しか出てきません。まずは測定のデザインを練りましょう。

測定のデザインには以下の3つの要素があることを習いましたね。

> 「測定のデザイン」3つの要素
> 1.「なに」を測定するか
> 2. 測定に使う「ものさし」
> 3. 測定するときの「条件」

❶「なに」を測定するか，明確に定義する

「なに」を測定するかを明確に決めなければ，科学的な測定はできません。ビート君がアウトカムとして定めた「薬の飲みやすさ」は明確に定義されて

いるでしょうか？　誰が聞いても同じ概念を思い浮かべることができるように定義されていることが必要です。過去の研究で使われ，皆が納得できるような「薬の飲みやすさ」の定義があれば，それに従うことがよいでしょう。

❷ 測定に使う「ものさし」を決める

ビート君が利用した「ものさし」は「お薬飲めるかメーター」でした。薬の飲みやすさは患者が感じる主観的な概念なので，このような「ものさし」を使って，対象者から回答を得ることで数値に変換します。どんな「ものさし」を使うかは研究者が決めますが，研究者の都合が良いように決めてはいけません。過去の研究において，科学的な研究手法によって開発・検証された「ものさし」を利用することが望まれます。もし，独自の「ものさし」を利用する場合は，「ものさし」自体の検証が必要ですね。

良い「ものさし」の条件は以下のとおりです。

> **良い「ものさし」の条件**
> ・測りたいものを測れている
> ・同一条件で繰り返し測定した場合，同じ結果が得られる（再現性）
> ・測定の目盛が粗すぎない（細かすぎない）
> ・測定できる範囲が十分ある
> ・測定の負担が少ない

❸ 測定するときの「条件」を決める

測定するときの「条件」によって測定結果は変わってきます。いつ，どこで，誰が測定するかなど，測定の「条件」を明確に決めておく必要があります。

測定結果の示し方（第2章-2, p57）

しんのすけ先生　どう測定するかだけでなく，測定された結果をどうやって示すかについて勉強したことも覚えていますか？

ビート君　覚えてますよ。データの要約ですよね。

第4章　ここまでのおさらいをしよう

しんのすけ さすがビート君！　勉強してますね。測定されたデータには型が
先生 あって，それぞれの特徴をきちんと理解しないと，それをまとめ
ること（要約）はできなかったんですよね。

　量的研究で扱う事象は，測定されると変数（データ）に変換されます。この変数にはいくつかの型がありました。

変数の型

1. カテゴリ変数
   ・名義変数（例：性別）　　　順序なし
   ・順序変数（例：重症度）　　順序あり
2. 連続変数（例：身長）　　　　切れ目ない連続した値
3. 離散変数（例：喫煙本数）　　並んでいるが間隔あり（整数など）

　変数の型と要約方法についても復習しておきましょう。

変数の型	細分類	例	分布の要約	視覚化
カテゴリ変数	名義変数（名義尺度）	性別 人種	割合	分割表 帯グラフ 棒グラフ
	順序変数（順序尺度）	重症度	割合 累積割合	
連続変数	非正規分布	CRP値	中央値 四分位範囲	ヒストグラム 箱ひげ図
	正規分布	体重 血圧	平均値 標準偏差	
離散変数		喫煙本数	中央値 四分位範囲	

　正規分布とは，ヒストグラムで示したときに左右対称に真ん中が山となる分布です。一方，正規分布でない場合は，分布が左右対照ではなく，いびつになっています。

2 測定のデザイン（第2章の復習）

存在・発生・効果の指標①（第2章-3, p67）

ビート君 測定結果の示し方を勉強していたら，コリンさんが疑問に思うことがあったのでしたよね。

コリンさん そうそう，いま院内リスクマネジメント委員会で調査中の「高齢入院患者の睡眠薬の服用状況と転倒との関連」において，睡眠薬の服用状況や転倒の数をどうやって測定し要約すればいいのかだったわよね。

しんのすけ先生 そうそう，まず存在の指標や発生の指標の違いを学びましたよね。覚えていますか？それぞれの指標の定義とキーワード「割合」と「率」のことを。「高齢入院患者の睡眠薬の服用状況と転倒との関連」のRQのアウトカムである「転倒」は，どういった指標で示せますか？

ビート君 えっと～～～。

・・

❶ 存在の指標

　存在，発生の指標は，カテゴリ変数のなかでも「○○の有無」というように，2つの値（0か1で表されます）をとる変数を対象とします。睡眠薬服用の有無，転倒発生の有無などが2値のカテゴリ変数に該当しますね。

　ある一時点において，特定の状態（疾病や治療など）をもっている頻度を示すのが**存在の指標**です。特定の状態が疾病（糖尿病，認知症など）であると，存在の指標を有病割合とよびます。例えば，糖尿病の有病割合，認知症の有病割合などという言葉をよく聞きますね。存在の指標は人数を人数で割るので単位はありません。

第 4 章　ここまでのおさらいをしよう

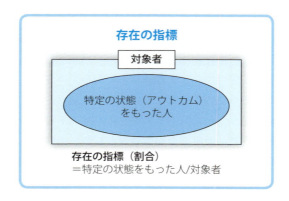

❷ 発生の指標

　ある期間観察した場合，特定の状態（疾病や治療など）を新たに起こす頻度を示すのが**発生の指標**です。発生の指標は，存在の指標と同様，転倒発生の実態を調べるのが目的であり，関連や効果を調べていませんので，要因や比較対照はありません。

　存在の指標との大きな違いは，特定の状態が新たに起こるかどうかをみている点です。つまり，対象者は観察開始時点で特定の状態をもっていない人たちです。

　発生の指標には，割合と率の2種類があります。**割合で示す発生の指標**は，ある期間において，特定の状態が新たに起こる人の割合で表されます。

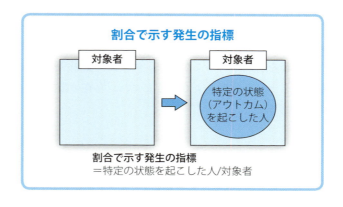

一方，**率で示す発生の指標**は，ある期間において，特定の状態が新たに起こるスピードで表されます。ここで率について説明します。ここでいう率には時間の概念が含まれています。分子は発生割合と同じく特定の状態を起こした人ですが，分母は観察された時間の総和となります。観察された時間の総和とは，研究が終了するまで，あるいはアウトカムを発生するまでに観察された時間を足し合わせたものです。

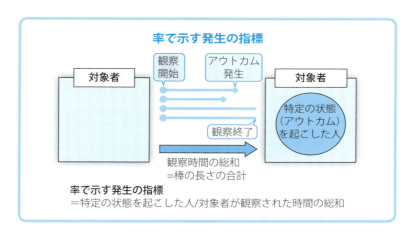

存在・発生・効果の指標②（第2章-4，p75）

ビート君 そうそう，そうでしたね。存在の指標は「ある一時点において特定の状態をもっている人の割合」であり，発生の指標は「ある期間観察した場合，新たにアウトカムを起こす割合もしくは率」でした。

コリンさん 「割合」や「率」の計算方法，単位，そしてとりうる値についても再度復習しないとね。

しんのすけ先生 それからもう一つの指標，効果の指標について説明できますか，ビート君？

ビート君 えっと〜〜。効果や関連を調べるには……あ〜〜〜。

第4章　ここまでのおさらいをしよう

しんのすけ　効果の指標は，PECOの要因（E）と比較対照（C）でアウトカム
先生　　　（O）を比べることですよね。アウトカムを比べるには「比」と
　　　　　「差」を計算するんだったよね。計算だけでなく，その定義の意
　　　　　味について説明できます？　NNT（number needed to treat）
　　　　　も出てきましたね。

ビート君　あちゃ～。ここまでくるとギブアップ……。

効果や関連を調べるためには比較が必要でした。比較の方法とは差や比を
みることでした。比較の結果，得られる指標が**効果の指標**です。

比較する存在・発生の指標と，得られる効果の指標は，以下の表のように
対応しています。

存在・発生の指標	効果の指標	
	比	差
有病割合	有病割合比	有病割合差
発生割合	リスク比	リスク差
発生率	発生率比	発生率差

第4章 ここまでのおさらいをしよう

3 研究デザインの型と第3の因子（第3章の復習）

研究デザインの型（第3章-1, p88）

ビート君 今回は第3章の復習をしましょう！ PECO，FIRM²NESSチェック，測定のデザイン，指標について，ばっちり勉強しました。いよいよ研究実施の段階ですね。

しんのすけ先生 ビートくん（笑）。思い出してください，忘れていますよ，PECOと並んで大切なものを。

コリンさん そうそう，臨床研究でPECOと並んで大切な核となるもの，それは研究デザインの型よ。覚えてる？

ビート君 あちゃ〜。忘れていました。

しんのすけ先生 さすがコリンさん。そうですね。研究デザインの型を知るうえで押さえておかなければならなかったことを覚えていますか？

コリンさん はい。「介入の有無」，「比較の有無」，「測定のタイミング」，「要因とアウトカムとの時間関係（観察の方向）」で型が分類されるのですよね。

ビート君 あ〜そうそう，トーナメント表みたいな図で研究デザインの型のそれぞれの特徴をまとめたのを覚えていますよ。

しんのすけ先生 トーナメント表？　はぁ〜〜ヽ（´_`）ノ

　研究デザインの型はPECOと並んで研究計画のコア（核）となる部分です。読者の皆さんも，「**PECOと型**」という風に覚えてください。研究デザイ

第4章　ここまでのおさらいをしよう

ンの型にはさまざまな種類がありました。型を分類するポイントは以下の4つです。

① 介入の有無

研究者が治療の決定に関与する場合，「介入あり」となります。一方，診療をありのままに観察する場合，「介入なし」となります。

② 比較の有無

要因（介入）のある集団とない集団（あるいは別の要因や介入がある集団）を比較する場合，「比較対照あり」となります。比較対照がある場合，効果や関連を調べることができます。

③ 測定のタイミング

要因とアウトカムを同一時点で測定する場合，**横断研究**とよびます。一方，要因とアウトカムの測定に時間的順序がある場合を**縦断研究**とよびます。

④ 観察の方向性

まず対象者を要因と比較対照の集団に分類して，その後のアウトカムを比較する場合，観察の方向性は「**要因（E）→アウトカム（O）**」の前向きです。一方，アウトカムの有無がわかった状態で，アウトカムありのケースとアウトカムなしのコントロールを集めて過去の要因を測定する場合，観察の方向性は「**アウトカム（O）→要因（E）**」の後ろ向きとなります。

以上の4つのポイントから研究デザインの型を分類する図1が，ビート君の言うトーナメント表とよぶものですね（笑）。

それでは，過去の診療記録を利用して行う研究はすべて後ろ向きのケース・コントロール研究でしょうか？　たとえ過去の診療記録を利用したとしても，最初に対象者を定義し，要因と比較対照に分類し，その後のアウトカムを観察する場合，観察の方向性は「要因→アウトカム」の前向きです。この場合は，観察の起点が過去にあるだけで，観察の方向性は前向きのコホート研究になるのです。よってわれわれは**過去起点コホート研究**とよぶようにしています。過去の診療情報を利用したコホート研究は，実施可能性が高く，

138

3 研究デザインの型と第3の因子（第3章の復習）

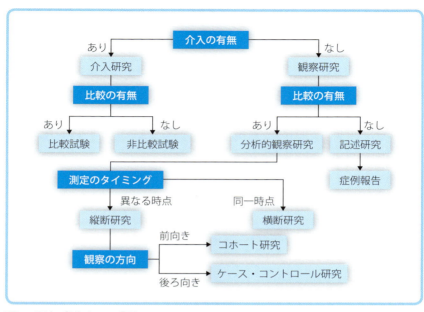

図1 研究デザインの「型」
〔福原俊一：臨床研究の道標；7つのステップで学ぶ研究デザイン 第2版（下），
健康医療評価研究機構，2017より改変引用〕

読者の皆さんにもぜひチャレンジしていただきたい研究デザインの型です。

比較の質と第3の因子（第3章-2，p106）

ビート君 研究デザインの型にもホントにいろいろなものがあり，RQに応じて最適な研究デザインを選択しなければならないんですね。

しんのすけ先生 さすがビート君！ 思い出していただけましたか。

ビート君 はい！（^^） あのとき僕は院内リスクマネジメント委員会で調査中という「高齢入院患者の睡眠薬の服用状況と転倒との関連」でコホート研究を選択し，先走って患者さんのカルテを勝手に開いてしまい，診療データを閲覧し予備調査をしてしまいました。反省しています。

第4章　ここまでのおさらいをしよう

しんのすけ先生 そうでしたね。倫理審査もされずに先走って研究を行ったこと，まずかったですね。

ビート君 はい。

しんのすけ先生 でもその予備調査のおかげで，臨床研究を実施する際の注意点を見つけることができました。

ビート君 はい。"コンちゃん"ですね。

しんのすけ先生 そのとおり！　臨床研究は比較がカギを握りますが，単に比較すればよいというわけにはいきませんね。

コリンさん そうでしたね。科学的に質の高い比較が行われないと，得られた結果は信用されないことを学びました。

しんのすけ先生 そのとおりです。比較をして効果や関連を調べる際には，3つのポイントに注意すべきでしたよね。

> **比較する際の3つのポイント**
> 1. たまたま（偶然）じゃないか？
> 2. 比較は邪魔されていないか？
> 3. 測定されたデータは間違っていないか？

　効果や関連を調べる際には比較が必要でしたが，科学的に質の高い比較が行われなければ結果は信用できません。比較を行う際には3つの注意点がありました。

❶ たまたま（偶然）じゃないか？

　特定の方向に偏ることなく，ランダム（偶然）に起こる研究結果のばらつきを**偶然誤差**とよびます。研究結果が，たまたま（偶然）観察されたものなのか，そうでないのかを区別するためには，ランダムに起こるばらつきの大きさを示す必要があるのです。そこで，点推定値，信頼区間の例を示します。

> **リスク比 点推定値：2.0，95％信頼区間：0.9〜3.4**

　95％信頼区間とは，100回同様の研究を行って100個のリスク比が得られた場合に95個のリスク比が分布する範囲です。この範囲の外には，5％（100

140

個中5個）の研究しかないということになりますので，そのような値をとることはまれであると判断することができるのです。

❷ 比較は邪魔されていないか？

現実世界では，要因とアウトカムの2者だけでこの関係性が説明できることはまれです。要因とアウトカム以外の第3の因子が存在します。特に，比較を邪魔している第3の因子である交絡因子がないか注意する必要があります。

図2の天秤は要因（E）と比較対照（C）の比較を表しています。理想的には，要因と比較対照だけを天秤に載せて比較したいのですが，現実世界では，ひもでぶら下がった邪魔者（交絡因子）のコンちゃんがいます。この状態で天秤の目盛りを読むと，コンちゃんの重さが混じってEとCが正しく比較できません。この図ではEの側にコンちゃんが多くぶら下がっているので，Eの重さを過大評価してしまいます。このように交絡因子によって起こる関連や効果の過大評価（あるいは過小評価）が**交絡**という現象です。

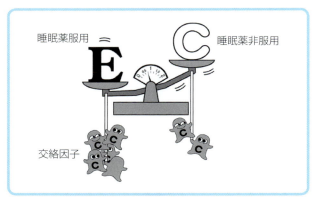

図2　比較を邪魔する交絡因子

〔福原俊一：臨床研究の道標；7つのステップで学ぶ研究デザイン　第2版（下），健康医療評価研究機構，2017より改変引用〕

❸ 測定されたデータは間違っていないか？

交絡の場合，データ自体は正しく，交絡因子によって比較が邪魔されていました。一方，測定されたデータ自体が間違っている場合も質の高い比較は

できません。

　図3のように，天秤がそもそも壊れている場合，測定されたデータ自体が誤っていることを（**交絡以外の**）**バイアス**とよびます。例えば，医師の診療記録をもとに転倒発生の有無を判断した場合はどうでしょうか？　医師は転倒発生を診療録にちゃんと記載していない可能性がありますね。転倒発生の頻度は実際よりも少なくなってしまいます（データ自体が誤っている）。この場合，別の方法で転倒発生を測定し直さなければ，正しい比較はできません。

　交絡を含めてバイアスとよぶ場合もありますが，本書では交絡と（交絡以外の）バイアスを明確に区別することにします。その理由は以下の2点です。

①交絡と（交絡以外の）バイアスは発生の原因が異なる。交絡は第3の因子である交絡因子によって比較が邪魔された結果生じる。バイアスは測定されたデータ自体が誤っている。

②交絡と（交絡以外の）バイアスでは対処法が異なる。交絡は，交絡因子を測定していればデータ測定後にも対処できる。バイアスはデータ測定前に予防しなければ，データ測定後には対処できない。

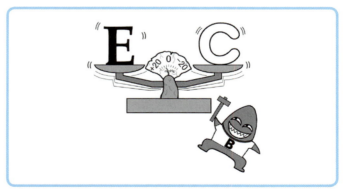

図3　データ自体が誤って測定されるバイアス
〔福原俊一：臨床研究の道標；7つのステップで学ぶ研究デザイン 第2版（下），健康医療評価研究機構，2017より改変引用〕

❹ 交絡因子を見つける方法

　交絡因子を理解するために要因，アウトカム，第3の因子の関係性を図示することをお勧めします（**概念モデル**とよびます）。

（1）まず要因とアウトカムを描く

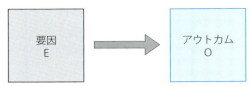

（2）アウトカムに影響する第3の因子（＝予後因子）をリストアップする

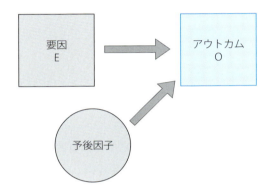

（3）予後因子のなかから要因に関連する交絡因子を見つける

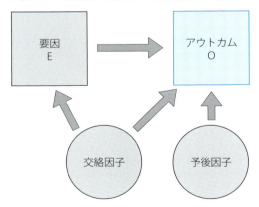

　予後因子のなかで，要因と関連し，要因の結果ではない第3の因子が交絡因子になります。次に示す交絡因子の3条件も覚えておきましょう。

第4章　ここまでのおさらいをしよう

> **交絡因子の3条件**
> ①アウトカムに影響する
> ②要因と関連がある
> ③要因の結果ではない

　交絡因子によって研究結果は歪められ，効果や関連を過大評価（あるいは過小評価）してしまいます。重要な交絡因子を研究実施前に見つけて予防したり，測定しておいて分析時に対処する方法を決めておくことが非常に重要です。

　皆さんも，仲間と一緒に概念モデルを描いて，交絡因子を見つけるトレーニングを行ってみてください。1つ例をお示しします。

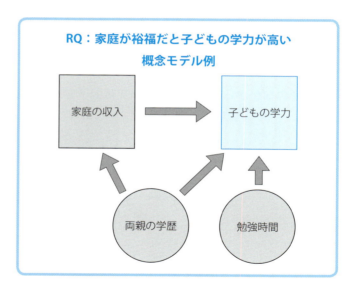

　この概念モデルが正解とは限りません。重要な交絡因子が隠れていないか考えてみてください。

インターミッション

実践編の前に,
力だめしのケーススタディ

1　CQをRQにする **p.146**

2　PE（I）COを立てる **p.150**

3　抄録をブラッシュアップする **p.157**

インターミッション

実践編の前に，力だめしのケーススタディ

1　CQをRQにする

Case 1　病院の外来での待ち時間，どうにかならない？

ビート君　しんのすけ先生，この前外来でいきなり見知らぬ患者さんから「病院の外来での待ち時間，どうにかならない？」って言われたんです。それで，待ち時間の実態を調査しようと思って…。

しんのすけ先生　ビート君，それって何の待ち時間？　診察？　会計？　どこで，どうやって調べるの？

ビート君　よくわかりませんが，とりあえずすぐに調べて報告しないといけないので……。

> この疑問（CQ）を研究の疑問（RQ）にするにはどうしたらよいでしょうか？

　実態を調べる研究は重要です。実態から課題が明確になり，どうやってそれを解決すればよいのかというヒントが見えてきます。しかし，実態を調べる研究において注意するポイントがいくつかあります。ビート君はまたもや焦って調査を進めようとしていますが，その前にポイントを整理しましょう。

❶ 何の実態を調べるのかを明確にする

　外来での待ち時間では，まだぼんやりとしていますね。しんのすけ先生が指摘したように，待ち時間を明確に定義する必要があります。

　診察を待つ時間，検査結果を待つ時間，会計を待つ時間，薬局での調剤を

待つ時間，あるいは外来にかかったすべての時間など，さまざまな定義の方法があります。今回の調査では，待ち時間をどのように定義し，何の実態を明らかにしようとしているのかということを明確にしましょう。

❷ どのようなセッティングで実態を調べるのかを明確にする

セッティングとは研究を行う場所のことでしたね。外来の待ち時間が明確に定義できたとしても，どこでその調査を行うかによって結果は大きく異なります。病院の規模，診療科，患者さんの状態によっても違う可能性があります。得られた調査結果を解釈するためにも，どのようなセッティングで調査を実施するのかということを明確に決めておく必要があります。

Case 2　患者さんの残薬，何とかならないのかな？

ビート君　こんにちはAさん。退院後お加減いかがですか？
患者Aさん　だいぶ良くなってきました。入院中は本当にありがとうね。いま外来で通院しているのよ。
ビート君　それは良かったですね。
患者Aさん　でも，高血圧の薬がだいぶ残ってきてね。
ビート君　それはいけないですね。飲まなくなったわけがあるのですか？
患者Aさん　血圧測るのをサボっているせいか，薬を飲むのを忘れちゃうのよね…。
ビート君　（血圧測定と残薬の関係か…）

> この疑問（CQ）を研究の疑問（RQ）にするにはどうしたらよいでしょうか？

ビート君は，血圧測定と薬の飲み忘れの関連を調べようとしています。これをPECOにすると，以下のようになります。

インターミッション　実践編の前に，力だめしのケーススタディ

> P：高血圧の外来患者
> E：血圧測定あり
> C：血圧測定なし
> O：残薬の程度

　実際にこれを検討しようとすれば，PECOの各要素をもっと明確にしていかなければいけません。要因（E）の血圧測定の有無や，アウトカム（O）である残薬の程度をどのように測定するのかということもポイントです。患者が回答する調査では残薬を正しく測定できない可能性があります。薬のケースを持ってきてもらい，薬が何錠残っているかをカウントすることも一つの方法です。

　また，このRQを観察研究で実施する場合，血圧測定をする患者としない患者の間で，大きな背景の違いがあることが想定されます。これは交絡として関連に大きな影響を与えますので，注意が必要です。

Case 3　感染管理で手指衛生の大切さがいわれるけど，ご利益あるのかな？

コリンさん　ビート君，病室に入る前は必ず手指衛生をきちんとしている？

ビート君　当たり前ですよ，アルコールでシュシュっと，きちんとしてますよ。

コリンさん　こらこら，ちゃんと手を洗いなさい！　最低でも15秒間両手を強くこすり合わせ，流水で手をすすぎ，使い捨てタオルで完全に乾かすのよ。きちんとやりなさい！

ビート君　はい，すみません。でも……手指衛生って何のご利益はあるのかな？

> この疑問（CQ）を研究の疑問（RQ）にするには
> どうしたらよいでしょうか？

　手指衛生の効果を知りたいRQですね。ここで明確になっていないのは何でしょう？　PECOの要素で言えば，アウトカムです。何に対する効果を知

1 CQ を RQ にする

りたいのかを明確にしておく必要があります。

　一方で，仮説として手指衛生にはさまざまな効果があり，それぞれに対する効果を知りたいというような状況もあるかもしれません。この場合はアウトカムが複数あることになります。しかし，多くのアウトカムを設定して，都合の良い結果だけを取り出すのは問題です。偶然，効果があるように見えてしまった結果を都合良く信じてしまう可能性があります。

　そこで，複数のアウトカムを設定する場合でも，主要な結論を導くための一つの主要なアウトカムを事前に決めておいてください。それ以外のアウトカムは副次アウトカムとして，主要な結論には含めることができません。副次アウトカムに関する結果は，考察を補うための材料となりえます。

インターミッション

実践編の前に，力だめしのケーススタディ

2　PE（I）COを立てる

Case 1　処方箋に検査値を載せるってどんな効果があるのかな？

しんのすけ先生　ビート君，ついに当院もこの4月から，患者さんの検査値情報を付記した院外処方箋を発行するね。

ビート君　はい。薬剤師も近年，検査値やバイタルサイン，フィジカルアセスメントの知識やスキルが重要になってきてますからね。でも，検査値が載っている院外処方箋って，どんな効果があるのかな？　このテーマで研究してみようかな。

しんのすけ先生　PE（I）COを立ててみてよ。

ビート君　えっと……。

> P：院外処方箋を発行された患者さん
> E（I）：検査値が載っている処方箋
> C：従来の処方箋
> O：患者さんにとって効果がある？

ビート君　う〜ん？　あれれ？？

> この研究の疑問（RQ）をPE（I）COに定式化するにはどうしたらよいでしょうか？

1 PE (I) CO を立てる

院外処方箋に検査値を記載する取り組みが始まっているようですね。処方監査に必要な患者の検査値を院外処方箋に記載することで，保険薬局において患者の検査値を把握し，薬の用量や薬物相互作用だけでなく，検査値に基づき患者の症状や病態を把握したうえで処方を監査することが可能になりますね。また，肝機能・腎機能に応じた用量の適正化や副作用の早期発見にもつながり，薬物療法の安全性，有効性の向上につながると考えられますね。

❶ アウトカム（O）は「何に与える効果か」を明確に！

薬剤師のアセスメントが患者さんに与えるメリットはさまざまあると期待されます。ビート君のPECOは「何に与える効果か」が明確になっていないので，RQが不明確ですね。効果（effect）という言葉を使うときは，何に対する効果か（effect on X）を必ず記載しましょう。

一例ですが，薬剤師が糖尿病患者のHbA1cの値を知ることによって，血糖降下薬の服薬指導に活かせる可能性があります。この場合，アウトカムは「服薬アドヒアランス（残薬や患者への聞き取り調査などで測定)」とすることはどうでしょうか。

❷ 比較するグループを定義できる？

ある時期を境に，ガラッと患者への介入方法（ケア・指導・治療など）が変わるような取り組みもありますね。その場合，新たな介入方法の効果を調べるために比較対照群を設定するにはどのようにすればよいでしょうか？

取り組み開始前後で比較するのは前後比較といわれ，いくつか問題があるのでしたね（第1章-3，p.24参照）。取り組みの開始前後で効果を調べたい介入方法以外にも変化していること（別のケア・指導・治療，対象者の背景）があるかもしれない，介入とは関係なく時間とともに変化していたのかもしれない，などの影響を受けてしまうからです。このような場合は主に2つのアプローチで対処することが考えられます。

1つ目は，複数施設を研究に含めて，取り組みの開始されていない比較対象群が含まれるようにすることです。これはシンプルな方法ですが，実際に行うには研究参加施設のリクルートなど苦労が多いですね。

2つ目は，取り組み開始前後の複数時点でアウトカムを測定し，経時的な

> インターミッション　実践編の前に，力だめしのケーススタディ

トレンドを考慮する方法です．経時的なトレンドが，取り組み開始前後で大きく変化していれば，取り組みの効果があると推測できます．この解析方法はinterrupted time series analysisとよばれます．例えば，スタチン製剤のリスクがメディアで大きく報道された前後で，スタチン製剤の処方状況のトレンドがどのように変化したかという研究が英国のメジャーな雑誌"BMJ"で報告[1]されています．

【引用文献】
1) Matthews A, et al：Impact of statin related media coverage on use of statins: interrupted time series analysis with UK primary care data. BMJ, 353：i3283, 2016

Case 2　薬剤師の病棟配置って役に立つの？

ビート君　コリンさん，うちの病院も昨年から病棟に薬剤師が配置されたんですよ．

コリンさん　そうね，ホント，看護部にとって薬剤師さんが病棟に来てくれると助かるのよ．

ビート君　それは良かったです．他の施設でも病棟薬剤師の配置が進んでいますよ．

コリンさん　薬の専門家だもんね，薬剤師は．

ビート君　僕ら薬剤師が病棟配置されたことのご利益って，研究になりますかね？

コリンさん　ご利益って何よ．言い換えると看護師にとって助かるじゃない．それでPE（I）COを立ててみたら？

ビート君　いやいや，看護師だけじゃなく病院にとって役に立ちますよ．とはいえPE（I）COは，えっと……．

> P：日本の全国の病院
> E（I）：薬剤師を病棟に配置する
> C：配置しない
> O：病棟に役に立っているか看護師長にアンケート調査

2 PE（I）CO を立てる

ビート君 う～ん。こんなもんでしょうか？？

> この研究の疑問（RQ）をPE（I）COに定式化するには
> どうしたらよいでしょうか？

　病棟への薬剤師の配置が進んでいるようですね。どのような効果があるのか，しっかりと検証する必要がありそうです。

　2010年4月の厚生労働省医政局通知「医療スタッフの協働・連携によるチーム医療の推進について」では，"チーム医療において薬剤の専門家である薬剤師が主体的に薬物療法に参加することが非常に有益である"と明記されました。また，2012年度の診療報酬改定では，医療安全の推進や医療の質向上などを目的として「病棟薬剤業務実施加算」が新設され，処方設計や処方提案といった医師の処方前の段階に関わる業務が評価されています。これらの薬学的な介入がもたらす薬物治療の適正化や患者のQOLの向上は，病棟薬剤業務における重要なアウトカムと考えられ，複数の施設から研究報告がされていますね。

　このPECOの主な課題は，アウトカムの定義と測定です。

❶ アウトカムの定義「何の役に立つか？」を明確に！

　Case 1の繰り返しになりますが，アウトカムがぼんやりとしていれば，何を明らかにするRQであるのかが不明確です。取り組みの効果を示したいために，「患者さんの服薬アドヒアランスが改善しました。HbA1cも改善しました。患者満足度も改善しました……」と多くのアウトカムを並列で示して，結局何を明らかにしたかったのかがよくわからない学会発表を見かけることがあります。また，多くのアウトカムに対して統計解析で検定を行ってしまうと，本当は差がないのに偶然，差が見つかってしまう**αエラー**が問題となります（αエラーについては第5章-4で学びます）。

　今回のケースでも，一つの主要なアウトカムを明確に定義しましょう。例えば，病棟での看護師の残業時間なども，病棟業務の効率化を評価するアウトカムとして検討するのはどうでしょうか。

インターミッション

2

153

インターミッション　実践編の前に，力だめしのケーススタディ

❷ アウトカムの測定方法を明確に！

　看護師長へのアンケート調査は，アウトカムの測定方法（誰から測定するか，どうやって測定するか）として適切でしょうか？　看護師長と薬剤部長との職場での人間関係によって測定結果は大きく異なるかもしれませんね（笑）。測定方法を明確に定義し，偏った測定結果とならないように対処する必要があります。測定方法によって，真の値とは異なる偏った測定結果となってしまうことを**情報バイアス**とよびます（情報バイアスについては第5章-3で学びます）。

　今回のケースでは，看護師長さんから調査することはやめて，前述の残業時間で病棟業務効率化を評価するなどの方法も検討してみました。もし，看護師長や看護師などへのアンケート調査によって業務効率化を測定する場合には，できるだけ情報バイアスが影響しないよう測定方法の工夫が必要です。アンケート内容の設計に注意を払うことは重要です。できるだけ既存の尺度を利用する，回答結果に影響を与えるような設問や選択肢を避ける，など。さらに，アンケート回収は回答者がわからないように封筒に入れて病棟薬剤師以外が行うなど，アンケートの実施方法についても明確に決めておく必要があります。

Case 3　睡眠薬を減らせば患者さんの転倒・転落を予防できる？

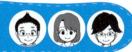

コリンさん　ビート君，先月の病院の医療安全委員会報告書って見た？

ビート君　見ましたよ。先月の病棟における患者さんの転倒・転落インシデント，アクシデント報告件数がいつもより多かったみたいですね。

コリンさん　そうなのよ。看護部の医療安全ワーキングでその対策に取り組みなさいって言われて，私リーダーなんだけど，どうしたら良いか…。入院患者さんの転倒・転落インシデント，アクシデントのリスクが睡眠薬じゃないかってワーキングで話題になって調べることになったんだけど。

2 PE（I）CO を立てる

ビート君　それでは「睡眠薬を減らせば患者さんの転倒・転落を予防できる？」，このテーマで研究してみませんか？　薬剤部も協力しますよ。

コリンさん　じゃ，PE（I）CO を立ててみてよ。

ビート君　えっと…。

> **P**：睡眠薬を処方されている入院患者
> **E（I）**：睡眠薬処方をやめる
> **C**：睡眠薬を続ける
> **O**：転倒・転落が予防できる

ビート君　よし！どうでしょうか！？

> ### この研究の疑問（RQ）をPE（I）COに定式化するにはどうしたらよいでしょうか？

　睡眠薬と転倒の関連は大きな問題ですね。この問題に対する取り組みも複数報告されています。

　入院中はさまざまな影響（主に生活環境の変化によるものなど）により，自宅以上に転倒・転落のリスクが高くなりがちです。転倒・転落は病状の回復の遅れや日常生活の動作に支障が出るなどQOLに影響します。転倒にはさまざまな要因が関わりますが，薬の要因としては睡眠薬などの向精神薬による影響が大きいといわれています。

　このRQでは，睡眠薬処方をやめる介入の効果を調べることになっていますが，この介入ははたして可能でしょうか？

　介入研究を設計する際は，介入・比較対照を本当に医療現場で実行できるのかをよく吟味しておかなければ失敗します。介入研究を始めてみたけれど，対象者が集まらないので当初のRQを解決できなかったという話はよく聞きますね。

　今回のケースでは睡眠薬の処方中止という介入ですので，これをそのまま実現するのはなかなか難しいですね。睡眠薬を処方されている患者は，睡眠薬が必要な何らかの理由があるはずですので，それをやめる介入が患者に

155

とって受け入れられるものであるのかよく検討が必要です。本来は睡眠薬が不必要な状況を対象者の条件で設定できれば，睡眠薬中止の介入が受け入れられる可能性はあります。あるいは，睡眠薬中止ではなく，睡眠薬の減量という介入に変更すれば実施可能かもしれません。

インターミッション

実践編の前に，力だめしのケーススタディ

3　抄録をブラッシュアップする

　ここでは，臨床研究の抄録を題材にして，どのような点に注意して改善できるかについて示していきます。自分の抄録を書く際の参考にしてください。

抄録 1　喘息患者の吸入薬の服薬アドヒアランスに及ぼす影響の検討

【目的】喘息は，アレルギー素因や炎症などを規定するさまざまな遺伝的因子およびアレルゲン曝露や大気汚染などの環境的因子が複合的に関与して起こる気道の慢性炎症性疾患である。喘息の治療には吸入薬が頻用されており，診療ガイドラインにおいて吸入ステロイドが薬物治療の主体となっている。他の慢性疾患と比べて，吸入薬での治療がベースとなる喘息ではアドヒアランスが低下しがちであり，その一因には吸入デバイスの存在が考えられる。喘息患者のQOLとアドヒアランス向上のために，吸入指導に介入する意義は大きい。現今，喘息患者の吸入薬の服薬アドヒアランスの重要性が指摘されているが，服薬アドヒアランスが不良であることが多く報告されている。❶そこで，喘息患者の吸入薬の服薬アドヒアランスを高めるために何が必要か，喘息患者に対してアンケート調査を行い検討することにした。❷

改善ポイント

❶ここまでRQの意義を説明するための背景が記載されていますが，説明が長く，回りくどいです！　抄録を読む人の頭に「なぜ，このRQを解決するのか」がスッと入るよう明確・簡潔に，必要最低限の情報を提示することが重要です。

157

インターミッション 実践編の前に，力だめしのケーススタディ

【背景】○がわかっていない/○が問題である
【目的】○を明らかにする/○を改善する□を明らかにする
　　上のように，背景で示した内容が，目的で示したRQの意義（臨床的・社会的）を説明できている必要があります。
❷「何が」の内容が書かれていないので，どのような項目を調査するのかが不明です。関連する因子を探索することが目的となる場合もありますが，その場合でも仮説があるはずで，「○，△，□のなかで関連する因子を探索する」といったように記載する必要があります。

【方法】当院に入院および外来受診した成人喘息患者を対象にアンケート調査を実施する。調査期間は，2015年4月1日〜2017年3月31日までの2年間とした。調査項目は，年齢，性別，喘息罹患年数，処方薬（吸入薬の種類と用法，その他経口薬），喘息外来による服薬指導の有無，吸入薬の服薬アドヒアランス自己評価（2段階評価：吸入薬の吸い忘れや中断の経験がない・ほとんどない―ある），救急受診回数，1週間の発作回数，喘息日誌，ピークフローメーター値，喘息コントロールテスト（ACT）とした。

改善ポイント

❸対象，要因，アウトカムについて明確に示す必要があります。「調査項目」という表現はそれらをすべて含んだ表現になってしまいます。また，解析方法についても一言説明できたほうがよいですね。
　　字数制限のある抄録でどこまで記載するかは検討が必要ですが，まずは必要な要素をあげて，優先順位づけをしながら取捨選択していくのがよいと思います。

【結果】調査期間中に，成人喘息患者200人（男/女＝120/80人，平均55歳）からアンケートを回収した。（1）成人喘息患者200人中，ACTスコアが20点以上（コントロール良好）と回答したのは160人（80％）で，ACTスコアが20点未満（コントロール不良）と回答したのは40人（20％）であった。（2）コントロール良好群（160人）はコントロール不良群（40人）と比べ，"吸入薬の吸い忘れや中断の経験がない，もしくはほとんどない"と回答した割合が有意に高かった（t-検定，p<0.05）。（3）コントロール良好群（160人）は

158

3 抄録をブラッシュアップする

コントロール不良群（40人）と比べ，"喘息外来で服薬指導を受けている"と回答した割合が有意に高かった（t-検定，p＜0.05）。❼

改善ポイント

❹アンケート調査の場合，何％で回答が得られたか（回収率）を記載する必要がありますね。

❺これはすでに出てきた情報なので重複しています。字数の制約がある抄録では，できるだけ重複した情報を示さないようにする必要があります。

❻コントロール状況と吸入忘れのどちらが要因で，どちらがアウトカムか明確に示す必要があります。通常，要因と比較対照で対象者を分類して，アウトカムを比較します。

❼この結果と前文（2）の結果のどちらが主要な解析結果であるのか，明確にしておく必要があります。抄録で示す結果とは，主要な結論を導き出すための主要な結果になります。

【考察】今回の結果から，喘息患者の喘息コントロール状態を良好にさせるためには，服薬アドヒアランスを高めること，および喘息外来での服薬指導が必要であることが示唆された。今後も検討を重ね，喘息患者のアドヒアランスとQOLについて検討していきたい。❽

改善ポイント

❽本研究の結果からこの結論を言えるでしょうか？　今回の研究デザインの限界を踏まえた適切な結果の解釈が必要です。すでに指摘したように，主な結果が何であるかを明確にしたうえで，それに基づいた結論をシンプルに示す必要があります。主な結果が，服薬指導とアドヒアランスの関連であれば，以下のような記載になるでしょうか。
「喘息患者の服薬指導と服薬アドヒアランスに関連を認めた。」

インターミッション　実践編の前に，力だめしのケーススタディ

抄録 2　当院における調剤過誤防止プロジェクト

【背景・目的】調剤過誤の原因は，医薬品の名称や外観の類似，規格違い等による医薬品の"モノ"を観点とした場合と，薬剤師の行う業務，つまり"ヒト"を観点とした場合に分類される。"モノ"を観点とした調剤過誤に対し，製薬企業や厚生労働省はその対策を医療現場に提示し，リスクを減らす努力に努めている。しかし，"ヒト"を観点とした薬剤師業務の原因分析やその対策に関する報告は少ない。2012年4月1日から当院薬剤部では調剤過誤防止対策プロジェクトチームを編成し，毎週1回，医薬品リスク対策勉強会を開催し，調剤過誤防止対策を実施している。そこで今回，2010年4月以降4年間の調剤過誤発生状況を調査し，調剤過誤防止対策プロジェクトチームによる医薬品リスク対策勉強会の調剤過誤防止効果の有用性の検討を行った。
❷　　　　　　　　　　　　　❸

__改善ポイント__

❶これも背景情報が多すぎますね。研究目的につながる背景のみをシンプルに示し，余分な情報をそぎ落としましょう。
❷この勉強会が独自の取り組みであるため，内容を知らない人には何の効果をみようとしているのか解釈できないですね。勉強会の内容を概念として明確に示せるとよいと思います。「○○を行う勉強会」などのように。
❸調剤過誤の定義を方法のなかで明確に示しましょう。

【方法】調査項目は，勤務薬剤師の年齢，性別，経験年数，処方箋枚数，調
　　　　❹
剤薬剤数，外来患者数，入院患者数，勤務薬剤師に対するアンケート調査，患者満足度調査，採用薬剤品目数，インシデント件数，アクシデント件数とした。調査期間は2010年4月1日〜2014年3月31日までとし，インシデントおよびアクシデント報告件数を調査した。

__改善ポイント__

❹「調査項目」という言い方は要因やアウトカムを区別していないので，どのような研究が実施されたのか不明確です。経時的な変化を記述するのであれば，「○年から○年まで調剤過誤の年度別発生件数を記述し，勉強会開始後のトレンド変化を分析した。」などでしょうか。

3 抄録をブラッシュアップする

【結果】 インシデントおよびアクシデントの合計件数は，調剤過誤防止対策プロジェクトチーム発足前（2010年度：24件，2011年度：26件，計50件），発足後（2013年度：9件，2014年度：20件，計29件）と，調剤過誤防止対策プロジェクトチーム発足によりインシデントおよびアクシデント報告が統計的に有意に減少した❺（t-検定，p＜0.001）。

改善ポイント

❺抄録から推測すると，前後比較が行われているようです。第1章-3でも解説したように，前後比較で有用性を検討するには複数の問題があります。介入開始前後で複数のアウトカム測定がされている場合，経時的なトレンド変化をみる解析（interrupted time series analysis, p.152）を行ったほうがよいかと思います。目的によっては検定を行わずに，経時的変化を記述するだけでもよいかもしれません。

【考察】 今回の結果から，調剤過誤防止対策プロジェクトチームによる医薬品リスク対策勉強会の効果は調剤過誤対策に有用であることが示唆された。❻今後もこの活動を継続し，さらに医師部門，看護部門にも協力を促し，院内のインシデントおよびアクシデント報告をできる限りゼロに近づけるよう努めていきたい。❼

改善ポイント

❻前後比較で効果を示すことは困難です。結果をそのまま解釈すると「勉強会開始後の年度別調剤過誤発生件数は，開始前と比較して低下していた」になります。この調剤過誤発生件数の低下は，勉強会の効果とイコールではありません。

❼このような展望は研究結果から解釈できる範囲にとどめたほうがよいかと思います。特に抄録の場合は，あまり飛躍すると研究内容との乖離が問題です。

161

インターミッション　実践編の前に，力だめしのケーススタディ

> **抄録 3**　Joint symptoms associated with anastrozole and letrozole in patients with breast cancer: a retrospective comparative study.[1]

Background: Joint symptoms are a common side effect of aromatase inhibitors. However, it is not known if the risk of these symptoms varies between the members of this drug class. The aim of this study was to compare the frequency of joint symptoms associated with anastrozole and that associated with letrozole.❶

改善ポイント

❶背景情報も必要最低限でシンプルに整理されていますし，研究目的も明確ですね。

Methods: We retrospectively reviewed patients with breast cancer who were treated with anastrozole or letrozole at Tsukiji Breast Clinic, Japan between April 2008 and July 2014. Joint symptoms were deemed to include both joint pain and painless joint symptoms.❷ The time to onset of joint symptoms❸ in the anastrozole group was compared with that in the letrozole group using Kaplan–Meier curves and the log-rank test.❹

改善ポイント

❷Joint symptomsをどのように測定したのか明確に記載したいところです。カルテレビューであれば，レビュー方法（誰がどうやって）も示したいですね。カルテレビューで症状を測定する際の限界についても考慮が必要です（記載漏れ，医師による判断のばらつきなど）。
❸観察開始がいつからか，症状発生時点を特定できるかなどがポイントになります。
❹Log-rank検定は，他の因子の影響を考慮していない単変量解析ですので，第3の因子（交絡）に注意が必要です。

Results:❺ Of 141 patients identified to have received aromatase inhibitors, 70 had been treated with anastrozole and 71 with letrozole. Joint

3 抄録をブラッシュアップする

symptoms occurred in 60.3% of the 141 patients （60.0% in the anastrozole group and 60.6% in the letrozole group; p = 1）. Median time to appearance of joint symptoms was 583 days, with no significant difference between the anastrozole and letrozole groups （p = 0.962）. There was no significant difference in time to onset of joint pain （p = 0.139）; however, time to onset of painless joint symptoms was significantly shorter in the anastrozole group （p = 0.022）. The sites at which joint symptoms occurred were similar in the two groups.

改善ポイント

❺結果は必要な情報がシンプルに示されていてよいですね。

Conclusions: The results of this study indicate that there is no difference in the pattern of occurrence of joint symptoms caused by anastrozole and ❻ those caused by letrozole.

改善ポイント

❻パターンとは何を示すのかについて，方法で説明してあったほうがよいですね。

日本語訳

【目的】アロマターゼ阻害薬（AI）の副作用として関節症状が報告されている。しかし関節症状の発現率や発現部位をAI間で比較検討した報告は存在しない。そこでアナストロゾールとレトロゾールによる関節症状の発現について比較することを目的とした。

【方法】ブレストクリニック築地で2008年4月から2014年7月までの間にアナストロゾールもしくはレトロゾールを内服していた乳がん患者を対象に後方視的に調査した。関節症状の定義として関節痛もしくは痛みを伴わない関節症状のどちらか一方を認めた場合とした。アナストロゾールとレトロゾールによる関節症状発現までの期間をKaplan-Meier法とlog-rank検定を用いて比較検討した。

163

インターミッション　実践編の前に，力だめしのケーススタディ

【結果】対象患者は141例であり，アナストロゾール群が70例，レトロゾール群が71例であった。全患者における関節症状の発現頻度は60.3％だった（アナストロゾール群60.0％，レトロゾール群60.6％；p＝1）。関節症状発現までの期間の解析において全患者における中央値は583日であり，アナストロゾール群とレトロゾール群間で有意な差は認めなかった（p＝0.962）。関節痛発現までの期間に両群間で有意な差は認めなかったが（p＝0.139），痛みを伴わない関節症状発現までの期間はレトロゾール群と比較しアナストロゾール群で有意に短かった（p＝0.022）。関節症状の発現部位については両群で同様の傾向を示した。

【結論】アナストロゾールとレトロゾールによる関節症状の発現に差はなかった。

【引用文献】
1） Morimoto Y, et al : Joint symptoms associated with anastrozole and letrozole in patients with breast cancer: a retrospective comparative study. J Pharm Health Care Sci, 3（25）: 2017

第 5 章

いざ，研究デザイン実践編！

1	あなたの疑問を構造化する	p.167
2	研究デザインの型を決めてRQを揉む	p.179
3	研究計画へのつっこみ（批判的吟味）	p.191
4	対象者の数を決める	p.201
5	比較の質を高める	p.211
6	バイアスの予防	p.225
7	解析方法を選ぶ	p.233
8	臨床研究に関する倫理的配慮	p.243

本章から登場する
臨床研究計画作成支援アプリ「QMentor」の利用方法

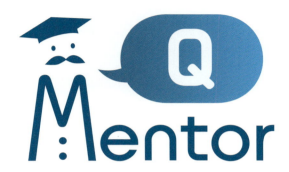

QMentor（キュー・メンター）は，あなた自身のリサーチ・クエスチョン（RQ）から構造化された研究計画を作成するためのアプリです．インターネットにつながるPCやタブレットがあれば利用可能です．アプリのガイドに沿ってRQを整理していくと，構造化された研究計画を作成できます．

https://goo.gl/ST7Hvv にアクセスしてください．
右のQRコードからも直接アクセスできます．

QMentorは，本書の監修者・著者が京都大学大学院にて開発，認定NPO法人 健康医療評価研究機構が運用しています．

第5章

いざ，研究デザイン実践編！

1 あなたの疑問を構造化する

　第4章までは臨床研究デザインの基本的な部分を学んできました。第5章からは実践編として，具体的な研究計画を作成していきます。

　これまでも述べましたが，私たちは医療現場で医療者から生まれるリサーチ・クエスチョン（RQ）こそが，患者・社会・医療者にとって切実な（relevant）良いRQだと考えています。しかし，このRQを科学的に質の高い方法で解決するためには，よく練られた研究計画（研究デザイン）が必須です。そこで今回からは，研究計画書の作り方について学んでいきましょう。

　さて，ビート君の今後の目標は，自分で見つけたRQをもとに臨床研究を実践し，学会・論文発表をすることです。秘めた希望を胸に，今日も元気いっぱいに出勤してきました！　それでは少し覗いてみましょう。

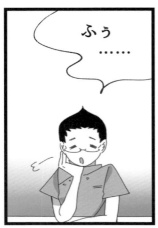
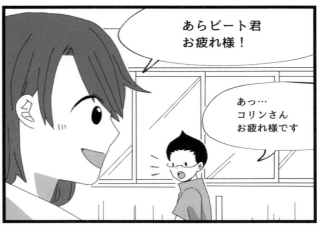
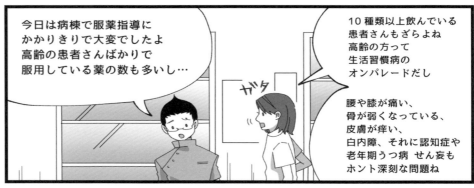
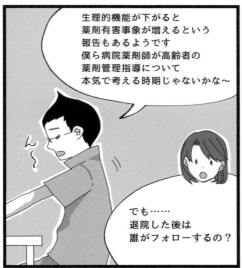
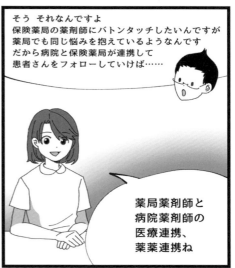

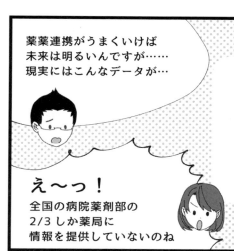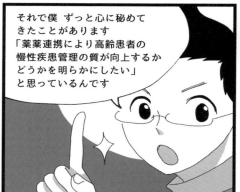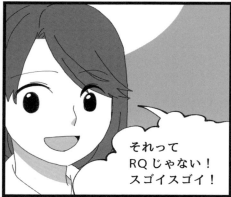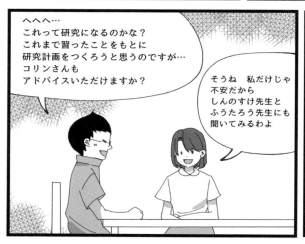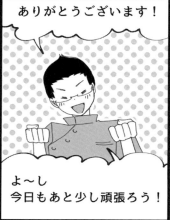

> 解説

よく練られた研究計画とは？

　よく練られた研究計画を作成するためには，どうすればよいでしょうか？　ダメな研究計画例を見ることで，改善のポイントがわかります。

ダメな研究計画

タイトル：高齢患者の服薬指導に対する検討
背景・目的：高齢者は内服薬が多く，服薬指導が重要であると考えられる。しかし，高齢者における服薬指導は難しい。本研究では，高齢患者の服薬指導に関する課題について検討することにした。
方法：糖尿病を併存した高齢入院患者を対象とした。内服薬の数，服薬指導の状況，退院後の服薬状況，退院後のHbA1cなど主要な調査項目とした。
結果：……以下略

　この研究計画はどこがダメなのでしょうか？　ダメなポイントをあげてみましょう。

❶ 研究目的が不明

　背景・目的の「高齢患者の服薬指導に関する課題について検討」というのは，非常にあいまいな言い方ですね。これでは，研究者が今回の研究で何を明らかにしたいのかよくわかりません。研究目的につながる背景も，何がわかっていて，何がわかっていないのかが不明ですね。

❷ 研究デザインの型が不明

　介入の有無，測定のタイミング，観察の方向性などによって研究デザインの型が決まることを学びましたね。しかし，この計画ではどんな「型」であるのかが明確ではありません。構造化された研究計画には必ず研究の型を記載する必要があります。

❸ 要因（E）・比較対照（C），アウトカム（O）が不明

「主要な調査項目」とまとめられているため，どれが要因で，どれがアウトカムであるのかが明確ではありません。PECOの各要素を明確に定義しておく必要がありますね。

他にもさまざまな突っ込みどころはありますが，以上のポイントで示したように，よく練られた研究計画書には，研究計画に必須の要素が明確に定義され，論理性をもって示されている必要があります。本書ではこれまで，これらを段階的に学んできました。以下が研究計画の必須要素です。これらを論理的に示したものを**構造化された研究計画**とよびます。

> **構造化された研究計画**
> タイトル
> 研究の背景
> 研究の目的
> PE（I）CO，セッティング
> 研究デザインの型
> 測定のデザイン
> 第3の因子
> 解析方法
> 予想される結果・研究の意義
> 倫理的配慮（利益相反，個人情報保護）
> 研究実施体制

研究計画にこれら必須要素を漏れなく論理的に示すことは，なかなか大変ですね。そこで，それを支援するアプリ「QMentor」を使いながら解説していきます。

最初に：研究のタイトルを決める

最初のSTEPは研究タイトルを決めることです。「名は体を表す」と言うように，研究のタイトルはRQの中身をわかりやすく示す言葉にすることが

第5章　いざ，研究デザイン実践編！

重要です。「○○の検討」という言葉は便利で，よく使ってしまいますが，研究で検討するのはあたりまえなので，「○○」の部分（何を検討するかということ）を明確にしなければ意味がありません。RQの中身を示すために，タイトルにはPECOの要素を含めることをお勧めします。例えば「P（対象者）におけるE（要因）とO（アウトカム）の関連」などのようなタイトルです。QMentorではPECOが固まった後にタイトルを修正可能（STEPを進んだり戻ったりできる）ですので，PECOが固まるまで仮のタイトルを入れておいても結構です。

STEP 1：RQの目的とタイプを決める

RQは4つのタイプに分類可能です（詳細は第1章-1，p.10）。今回ビート君たちが明らかにしたいことは，「薬薬連携と慢性疾患管理の質との関連」でした。これは要因（**E**）とアウトカム（**O**）の関連を調べるRQになります。

RQ 4つのタイプ

1. 病気や診療の実態を調べる
2. 要因とアウトカムの関連を調べる
3. 治療や指導の効果を調べる
4. 診断や評価の方法の性能を調べる

QMentorでも，まずはRQのタイプを決めます。今回は**関連を調べるタイプ**に決まりました。

次に，何と何の関連を調べるのかを明確にしましょう。QMentorの画面では以下の空欄を埋めることになります。

```
┌─────────────────────────┐
│                         │ と
├─────────────────────────┤
│                         │ の関連を調べる
└─────────────────────────┘
```

薬薬連携や慢性疾患管理の質というと，かなり広い概念ですから，明確にする必要があります。ビート君たちは，薬薬連携を病院・薬局間の情報共有の有無で定義し，慢性疾患管理の質を糖尿病患者における血糖コントロール

にしました。

| 病院・薬局間の情報共有 | と |
| 血糖コントロール | の関連を調べる |

これで，ビート君たちのRQを一文で明確に表現することができます。

（RQの目的とタイプ）

病院・薬局間の情報共有と血糖コントロールの関連を調べる

ここまで来ると研究タイトルも修正できそうですね。ビート君たちの研究タイトルは，以下のように修正しました。

（研究タイトル）

高齢糖尿病患者における薬薬連携と血糖コントロールの関連

これで，どんなRQであるのか名が体を表しているでしょうか？

STEP 2：RQを構造化する

RQの目的が明確になれば，それをどのような方法で解決するのか，研究計画の基本骨格であるPECOを決める必要があります（詳細は第1章-2，p.16）。

❶ PECOのPを決める

ビート君たちのRQでは，どんな人が研究の対象者に含まれるでしょうか？

（研究の対象者）

高齢（75歳以上）の入院患者
糖尿病で血糖降下薬を内服中

ほかに対象者の条件はありますか？ もし，除外すべき条件などがあれば記載する必要があります。例えば，自分で服用することができない患者は，薬薬連携の効果が得られないので除外するなどということも検討されます。また，入院中に亡くなったり他の病院へ転院したりする患者は，アウトカムである退院後の血糖コントロールを測定できませんので，対象から除外する

第 5 章　いざ，研究デザイン実践編！

必要があります。

（除外基準）

> 自分で内服薬を服用できない患者
> 他院へ転院した患者
> 入院中に死亡した患者

❷ セッティングを決める

　どこで研究の対象者を集めるのかを明確にします。これを**セッティング**と
よびます。ビート君たちは，仲間の病院薬剤師に声をかけて，多施設の入院
病棟で対象者を集めることにしました。

❸ PECOのOを決める

　アウトカムである血糖コントロールは何で定義されるでしょうか？　血糖
コントロールといっても，検査（空腹時血糖値，HbA1c），血糖降下薬の数，
インスリン開始の有無など，さまざまな定義方法があります。RQに最も合
うアウトカムを選択してください。

　ビート君たちは薬局と連携して外来でのHbA1c値を測定することにした
ので，以下のようにアウトカムを定義しました。

（アウトカム）

> HbA1c　　　　　　　　　　の改善

❹ PECOのEとCを決める

　何（要因）と何（比較対照）を比較するのかを明確にしましょう。ビート君
たちは以下のように，病院・薬局間の情報共有の有無を定義することにしました。

（要因）

> 薬局と病院で患者の病名・検査値いずれかの情報共有あり

（比較対照）

> 薬局と病院で患者の病名・検査値のどちらも情報共有なし

174

⑤ PECOの確認

　ここまでのサブステップでPECOが完成したので，確認してみましょう。QMentorでは間違いがあれば戻って修正できます。

P = 対象者は

> 高齢（75歳以上）の入院患者
> 糖尿病で血糖降下薬を服用中

ただし，以下の患者は除外

> 自分で内服薬を服用できない患者
> 他院へ転院した患者
> 入院中に死亡した患者

セッティング（対象者を集める場所）は

> 多施設の入院病棟

E = 要因は

> 薬局と病院で患者の病名・検査値いずれかの情報共有あり

C = 比較対照は

> 薬局と病院で患者の病名・検査値のどちらも情報共有なし

O = アウトカムは

> HbA1cの改善

　次に実施するのはPECOのロジカルチェックです（詳細は第1章-3，p.25）。

⑥ PECOのロジカルチェック① At Riskについて

　対象者はアウトカムを起こしうる（At Riskな）集団でしょうか？　今回はHbA1cの改善をアウトカムにしましたが，これではまだ定義が不十分であったことに気づきますね。HbA1cがどんな値になれば改善とみなすのでしょうか？

　ここではHbA1cが7.0％未満になることを改善と定義してみましょう（QMentorではアウトカムを修正してください）。そうすると，At Riskな対象者となるためには対象者に追加の条件が必要ですね。対象者の条件に以下を加えることにしました（対象者を修正してください）。

第5章　いざ，研究デザイン実践編！

（対象者（追加の条件））

HbA1c 7.0％以上

そうです。アウトカムであるHbA1cの改善（7.0％未満になる）を起こしうるのは，最初にHbA1cが高かった人たちだけですね。

これでアウトカムの定義をさらに明確にして，対象者の条件を見直すことができました。

❼ PECOのロジカルチェック② リクルート

対象者の条件が加わって明確になりましたが，本当にそんな患者を集めることができるのかというのが第2のチェックポイントです。対象者の条件が厳しすぎて対象者を十分集めることが難しい場合は，セッティングを広げたり，対象者の条件を修正したりする必要があります。ビート君たちの場合は，1施設では対象者を確保するのが難しいと予想して，仲間の病院薬剤師がいる施設にも協力を依頼して多施設共同研究としました。

❽ PECOのロジカルチェック③ EとCのバラツキ

対象者（P）が要因（E）と比較対照（C）のどちらかに偏ってしまうと比較することが難しくなります。高齢入院患者で病院・薬局の情報共有の状況がばらついているのかを事前に調査したり，先行研究を調べたりする必要があります。極端な場合，もし対象者全員で情報共有がされていると，比較対照がなくなってしまいます。

ビート君たちの場合は，時めき病院の入院患者で事前調査をしたり，過去に行われた他の調査をもう少し調べてみることにしました。

❾ PECOのロジカルチェック④ P＝E＋C

対象者（P）を要因（E）と比較対照（C）に分類するので，対象者の人数は，要因の人数と比較対照の人数の和になっている必要があります。

ビート君たちのRQの場合，要因に分類されるためには，病名・検査値の情報共有がされている必要があります。ここで病名だけ情報共有されている場合は，要因と比較対照のどちらに分類されるのでしょうか？　このように

176

要因と比較対照の定義を明確にして，両者のどちらにもあてはまったり，どちらにも分類できないような対象者が出てこないようにしましょう。

ビート君たちの場合は，病名・検査値のいずれかが共有できていれば要因のグループ，どちらも共有できていなければ比較対照のグループに分類することにしました。

これでSTEP 2が完了し，研究計画の基本骨格であるPECOが完成しました。QMentorの画面を示します。

QMentorの画面
（アプリ画面を再構成）

【PECO】
- P：対象者
  高齢（75歳以上）の入院患者
  血糖降下薬を内服中
  退院時のHbA1c 7.0%以上
  ただし対象から除外しなければならないのは，
  自分で薬を飲めない患者
  他院へ転院した患者
  入院中に死亡した患者
- セッティング：研究対象者を集める場所
  多施設の入院病棟
- E/I：要因/介入
  薬局と病院で病名・検査値のいずれかの情報共有あり
- C：比較対照
  薬局と病院で病名・検査値のどちらも情報共有なし
- O：アウトカム
  HbA1cの改善

皆さんもQMentorを操作して，ビート君たちのRQをさらに良いものに磨いてください。あるいは，ご自身のRQで研究計画を作成してみてください。

第5章

いざ，研究デザイン実践編！

2 研究デザインの型を決めて RQを揉む

　前回，ビート君は自身の臨床経験から抱いていたリサーチ・クエスチョン（RQ）の種「薬薬連携により高齢患者の慢性疾患管理の質が向上するかどうかを明らかにしたい」について，コリンさんとともに考え始めました。

　RQを科学的に質の高い方法で解決するには，よく練られた研究計画（研究デザイン）が必須ということで，臨床計画作成支援アプリ「QMentor」を使って，①STEP 1ではRQの目的とタイプを決め，②STEP 2ではRQを構造化しました。研究タイトルにPECOの要素を含めることも一つのポイントでしたね。

　その結果，ビート君たちの研究タイトル「**高齢糖尿病患者における薬薬連携と血糖コントロールの関連**」は，QMentorを使うことで下のようなPECOに整理されたのでした。さて，続きを見てみましょう！

【PECO】　■P：対象者　　　　　　　　　　　　（QMentorのアプリ画面を再構成）
　　　　　高齢（75歳以上）の入院患者
　　　　　血糖降下薬を内服中
　　　　　退院時のHbA1c 7.0％以上
　　　　　ただし対象から除外しなければならないのは，
　　　　　自分で薬を飲めない患者
　　　　　他院へ転院した患者
　　　　　入院中に死亡した患者
　　　　■セッティング：研究対象者を集める場所
　　　　　多施設の入院病棟
　　　　■E/I：要因/介入
　　　　　薬局と病院で病名・検査値のいずれかの情報共有あり
　　　　■C：比較対照
　　　　　薬局と病院で病名・検査値のどちらも情報共有なし
　　　　■O：アウトカム
　　　　　HbA1cの改善

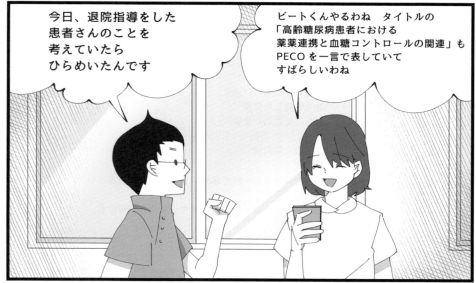

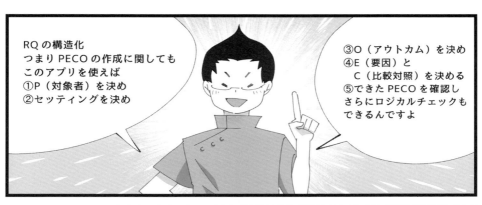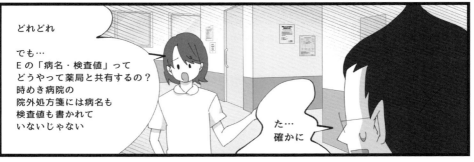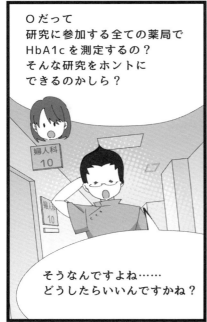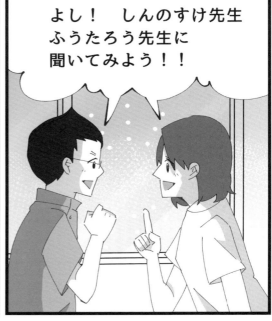

解説

ビート君が医療現場で感じた問題意識がRQの種になり，PECOも具体的になってきましたね。しかし，研究計画完成までにはまだまだ練らなければいけないところがありそうです。今回は，研究デザインの型を決めて，FIRM^{2}NESSチェックを行い，研究計画を磨いていきましょう。QMentorではSTEP 3と4に当たります。

STEP 3：研究デザインの型を決める

ビート君たちのRQから臨床研究を実施する際にはどのような型で行うのがよいでしょうか。研究デザインの型を決めるポイントは以下の3点でした（研究デザインの型に関する詳細な解説は第3章-1，2を参照）。それぞれのポイントについて考えていきましょう。

> **研究デザインの型を決めるポイント**
> 1. 介入するか
> 2. 比較があるか
> 3. 測定のタイミングと観察の方向性

1 介入するか

ビート君のRQでは，病院・薬局間の情報共有と血糖コントロールの関連を調べることが目的でした。これを介入研究で実施するためには，研究のために「情報共有を行う（あるいは行わない）」集団を設定する必要があります。研究のための介入として実施するためには，介入方法を明確に定義して，介入を実施する人・介入を受ける人に遵守してもらう必要があります。ビート君たちも，このRQで介入が可能かどうかを検討しました。すると以下のような意見があがりました。

・忙しい薬局の人たちが研究のために情報共有を行ってくれるだろうか？
・多施設共同研究にするが，情報共有の方法に施設間で違いが生じてしまわないだろうか？

2　研究デザインの型を決めて RQ を揉む

・介入による負担が多ければ，参加する薬局が減ってしまわないだろうか？

　RQによって，介入研究がふさわしい場合と，観察研究がふさわしい場合があります。また研究の実施可能性の観点から，どちらかを選ぶことも多々あります。ビート君たちは，介入は行わない観察研究を選ぶことにしました。その理由は以下のとおりです。

・介入を実施するのは負担が大きく，研究の実施可能性が低下してしまうので，今回は観察研究を選択する
・介入研究を行う前に，観察研究で介入効果の見積もりが必要

② 比較があるか

　関連や効果を調べるRQでは，比較が必要でしたね。ビート君たちのRQも関連を調べるRQですから，もちろん「比較」が必要です。よって，観察研究のなかの「分析的観察研究」が選択されました。

③ 測定のタイミングと観察の方向性

　分析的観察研究には，横断研究，縦断研究（コホート研究，ケース・コントロール研究）など，さまざまな種類がありました。ビート君たちのRQでは，「情報共有の有無⇒HbA1cの改善」という関連を調べることが目的でした。このRQの場合，HbA1cが改善しないために情報共有が行われたというような，逆向きの関係性が生じる可能性がありますね。ビート君たちは，情報共有が先にあり，その後にHbA1cの変化が発生したというように時間的な関係性をはっきりとさせたいので，縦断研究を選択することにしました。

　また，ビート君たちのRQのアウトカムにも注目してください。HbA1cの改善でしたね。改善ということは，最初に測定した後に，再測定を行い，変化をみる必要があります。そうすると対象者を追跡して測定を行う必要がありますので，縦断研究が適しているということになります。

＊　　　＊　　　＊

　QMentorでは，上記3つのポイントに回答すると，選択される研究デザインの型が示されます（次のページの画面）。さらに，RQのタイプとの相性をチェックすることができます。

第5章　いざ，研究デザイン実践編！

QMentorの画面　　　　　　　　　　　　　　　　　　　　（アプリ画面を再構成）

ステップ3完了

あなたの「研究デザインの型」が
コホート研究（分析的観察研究）
と明確になりました！
なお，あなたのRQと研究デザインの型との相性は以下となります。

	記述研究	横断研究 （分析的）	コホート 研究	症例対照 研究	介入研究
病気や診療の 実態を調べる	○				
治療・予防法の 効果を調べる		△	○	△	◎
要因とアウトカム との関連を調べる		○	◎	○	
診断法を評価する		○			

STEP 4：FIRM²NESSチェックを行い研究計画を磨く

　RQと研究デザインの型が決まったら，次に良いRQの要件をチェックしましょう。おさらいですが，頭文字でFIRM²NESSと覚えてください（第1章-4，p.34を参照）。
　ビート君たちも，それぞれの項目について検討してみました。

❶ Feasible　実現可能性

　ビート君たちのRQは本当に実施可能でしょうか？　実現可能性を決める要件として，サンプルサイズ，データの取得可能性（縦断研究の場合は対象者を追跡できるか），資金・時間などのリソースの3点が重要です。
　サンプルサイズとは，ビート君たちの研究に参加してくれる多施設の入院病棟（これは研究を行う場で「セッティング」とよびました）で，対象者を必要な人数だけ集めることが可能でしょうか？　対象者の条件が厳しすぎる

場合や，セッティングが不適切な場合は，対象者を十分に集めることが難しくなります。しかし，この十分な数を事前に決めておく必要があり，**サンプルサイズ設計**とよびます。これは研究を実施する前に非常に重要ですので，第5章-4（p.201～）で詳しく取り上げます。

❷ Interesting　関心深い

　ビート君たちのRQはビート君自身が医療現場で感じた切実な疑問から生まれました。しかし，臨床研究は自己満足ではいけません。研究を実施する人の関心よりも，社会や患者さんの関心が重要です。

　ビート君は，RQの関心深さをコリンさんに伝えることができました。このように，周囲の人に客観的な目でRQの関心深さを評価してもらうことも重要です。そのためにも研究計画を明確に相手に伝える必要がありますね。

❸ Relevant　切実な

　切実な問題とは，解決されるとみんなが喜ぶ問題のことです。ビート君たちのRQの場合，高齢の糖尿病患者さんも医療者もみんな喜んでくれそうですね。

❹ Measurable　測定できる

　詳細は測定のデザインの回（第2章-1，p.47～）で学びました。重要なことは，①どのような方法で，②いつ測定するかということです。特に要因とアウトカムの測定について検討が必要です。

　ビート君たちは次のように記入しました（➡の部分）。

第 5 章　いざ，研究デザイン実践編！

（1）アウトカムの測定

 QMentorの画面

（アプリ画面を再構成）

Measurable（アウトカムの測定方法と時期）

あなたが設定した
- アウトカム（O）＝
HbA1cの改善
の測定可能性を確認しましょう。

①どのような方法で測定しますか？　以下に記入してください。

▶ **HbA1cの検査値の変化量**

（例）「SF36などの質問紙」「ヘモグロビンなどの検査値」「評価者による診断・評価」

②いつ測定しますか？　以下に記入してください。

▶ **外来再診時（3カ月後）**

（例）「観察開始1年後」「退院時」

（2）要因の測定

 QMentorの画面

（アプリ画面を再構成）

Measurable（要因の測定方法，介入の方法，時期）

あなたが設定した
- 要因/介入（E/I）＝
薬局と病院で病名・検査値のいずれかの情報共有あり
の測定/介入可能性を確認しましょう。

①どのような方法で測定/介入しますか？　以下に記入してください。

▶ **お薬手帳への記載の有無**

（例）「SF36などの質問紙」「ヘモグロビンなどの検査値」「評価者による診断・評価」

②いつ測定/介入しますか？　以下に記入してください。

▶ **退院時**

（例）「観察開始1年後」「退院時」

ビート君たちの考えた方法で本当に測定可能になったか，よく検討してみてくださいね。

❺ Modifiable 改善できる

本研究の結果により，要因やアウトカムを改善することができるかどうかという点を検討しなければなりません。そうでなければ，「ふーん，そうね」で終わってしまい，医療現場に還元することができません。ビート君たちのRQが解決された場合，薬薬連携を強化するためのエビデンスになるかもしれませんね。

❻ Novel 新規性のある

新規性があるかどうかを確認するためには，①わかっていること，②わかっていなかったこと，③新たにわかることを整理する必要があります。ビート君たちは次のように書きました。

 QMentorの画面

（アプリ画面を再構成）

Novel（RQの新規性）

あなたのRQの新規性を以下の形式で整理してください。

このRQに関して，今まで分かっていたこと

薬局と病院の薬剤師との間で情報共有が十分でない

（例）「過重労働の医療者が多い」

このRQに関して，今まで分かっていなかったこと

➡ **情報共有の程度が患者の臨床アウトカムに影響するかどうか**

（例）「過重労働が診療エラーに与える影響は不明」

このRQから新たに分かること

➡ **高齢糖尿病患者において薬局と病院での情報共有が血糖コントロールに与える影響**

（例）「当直回数と診療エラー発生の関連」

第5章 いざ，研究デザイン実践編！

❼ Ethical　倫理性のある

　倫理性で確認すべきなのは，利益相反の有無，個人情報保護，同意取得についてです。これも重要なテーマですので，第5章-8（p.243〜）で詳しく解説します。ビート君たちのRQの場合，例えば研究費を薬局からもらっているような場合は必ず明記する必要があります。

❽ Structured　構造化された（PECOに整合性がある）

　PECOの整合性は，第5章-1でもチェックしました。①対象者がAt Riskな集団であるか，②対象者はリクルート可能か，③要因と比較対照はバラツキがあるか，④P＝E＋Cになっているか，の4点を再度確認しましょう。

❾ Specific　明確な定義

　これは，できてきたPECOを見直して，それぞれの要素が明確に定義されてわかりやすいかどうかを検討してください。ビート君たちのRQの場合，薬薬連携というあいまいな概念を，「お薬手帳に記載された情報共有の有無」と明確に定義するように工夫しましたね。

＊　　　＊　　　＊

　以上のようにFIRM²NESSチェックを行い，ビート君たちの研究計画もより良いものに磨かれました。ビート君たちのRQは次のように構造化された研究計画に変換されました。

2 研究デザインの型を決めて RQ を揉む

 QMentorの画面（ここまでの構造化抄録） （アプリ画面を再構成）

【研究タイトル】	高齢糖尿病患者における薬薬連携と血糖コントロールの関連
【背景】	■分かっていたこと **薬局と病院の薬剤師との間で情報共有が十分でない** ■分かっていなかったこと **情報共有の程度が患者の臨床アウトカムに影響するかどうか** ■研究で分かること **高齢糖尿病患者において薬局と病院での情報共有が血糖コントロールに与える影響**
【目的】	**高齢糖尿病患者**における**病院・薬局間の情報共有**と**血糖コントロール**の関連を調べる
【PECO】	■P：対象者 **高齢（75歳以上）の入院患者** **血糖降下薬を内服中** **退院時のHbA1c 7.0%以上** ただし対象から除外しなければならないのは， **自分で薬を飲めない患者** **他院へ転院した患者** **入院中に死亡した患者** ■セッティング：研究対象者を集める場所 **多施設の入院病棟** ■E/I：要因/介入 **薬局と病院で病名・検査値のいずれかの情報共有あり** ■C：比較対照 **薬局と病院で病名・検査値のどちらも情報共有なし** ■O：アウトカム **HbA1cの改善**
【型】	コホート研究（分析的観察研究）
【方法】	■測定方法 要因/介入は， 　方法＝ **お薬手帳への記載の有無** 　タイミング＝ **退院時** 　にて測定する アウトカムは， 　方法＝ **HbA1cの検査値の変化量** 　タイミング＝ **外来再診時（3カ月後）** 　にて測定する

第5章

いざ，研究デザイン実践編！

3 研究計画へのつっこみ（批判的吟味）

　前回，ビート君たちは臨床計画作成支援アプリ「QMentor」を使って，リサーチ・クエスチョン（RQ）「高齢糖尿病患者における薬薬連携と血糖コントロールの関係」の研究計画を検討しました。

　STEP 3では研究デザインの型を考えた結果，介入ではなく観察研究を選ぶこと，さらに比較を行うため分析的観察研究を選ぶことになり，研究デザインの型はコホート研究になりました。

　また，STEP 4ではFIRM²NESSチェックを行うことで，研究計画をより良いものに磨きました。p.189のQMentor画面がここまでの構造化抄録になります。

　これでよく練られた研究計画ができたと喜んでいるビート君ですが，はたして落とし穴はないでしょうか？　研究計画をふうたろう先生に見せに行ったビート君，いつものように少し覗いてみましょう。

191

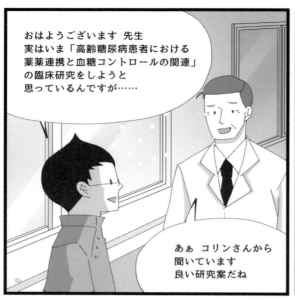
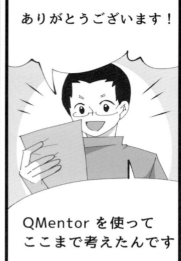
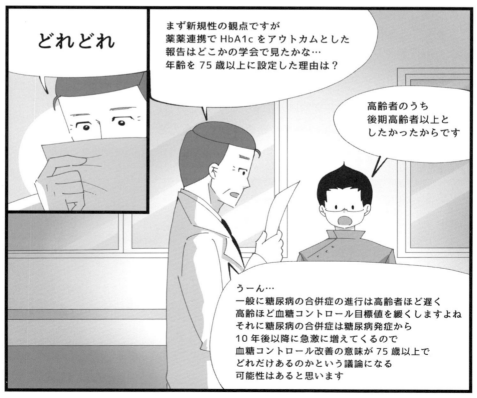

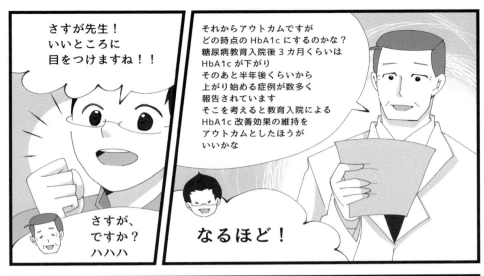
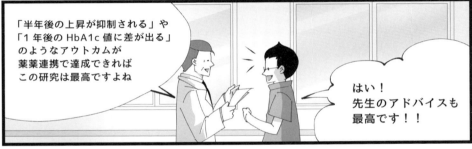
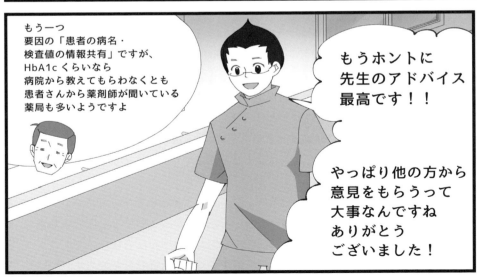

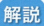

臨床研究の計画を作成した後，研究を実施する前に必ず「研究計画へのつっこみ＝批判的吟味」を行ってください．自分たちで作成した研究計画はついつい甘めに評価してしまいがちです．そんなときは，第三者の意見を聞くということも重要です．今回は，研究計画の「批判的吟味」のポイントについて学んでいきましょう．

批判的吟味とは？

批判的吟味とは，別に研究計画を作成した人を「批判」することではありません．そもそも臨床研究に関する議論は，ポリシーや信念に基づいて行うのではなく，科学的・客観的に行う必要があります．感情的な議論になってしまうと，建設的な意見は生まれません．学会などでこのような意見を聞いたことがあります．

Aさん「なぜ，あなたの研究で治療薬Xの効果が認められなかったのでしょうか？　効果があるはずなので，研究方法がおかしいのでは？」

これは，「治療薬Xに効果がある」という結論ありきですね．結論が思ったとおりでないからといって，方法を批判するのは変ですね．方法自体の科学性について議論すべきです．また，このような意見も聞きました．

Bさん「われわれは検査値Xを低下させるための治療に自信がある．だから，検査値Xと患者アウトカムに関連が認められないのはおかしい」

これも，「検査値Xが重要である」という信念に縛られていますね．臨床研究では，客観的に結果を解釈する必要があります．

臨床研究の「批判的吟味」とは，研究の方法が正しいか，結果の解釈が適切であるかなどについて検討することです．「批判的吟味」によって課題を見つけると同時に，どうすれば良くなるかという対案を考えることができるとさらによいですね．

研究計画に対する「批判的吟味」は，研究計画を改善するために非常に重要なステップです．まだ研究の方法を改善することのできる研究実施前に行ってほしいと思います（研究実施後では次回への反省になってしまいます）．また，これは先行研究の結果を解釈する際にも非常に重要です．例えば，

3 研究計画へのつっこみ（批判的吟味）

以下のような抄録を読んだ皆さんはどのような「批判的吟味」を行いますか？

> **抄録例**
> 【タイトル】高齢糖尿病患者における薬薬連携の意義
> 【背景・目的】高齢糖尿病患者は多くの併存症をもっていることが多く，内服薬の管理が難しい。本研究では病院－薬局間での薬薬連携の意義を検討した。
> 【方法】高齢糖尿病患者における薬薬連携の実施状況を調査した。薬薬連携が実施されている患者において，患者満足度調査を行った。
> 【結果】薬薬連携の実施割合は30％と低かった。薬薬連携の患者満足度は5点満点中，平均4.0点と高値であった。
> 【結論】薬薬連携の患者満足度は高く実施意義が大きい。薬薬連携の実施状況は十分でなく，これを改善することで高齢糖尿病患者の診療の質を向上させることが可能である。

一見立派な研究の抄録にみえますが，「批判的吟味」を行うと，いくつかアラがみえてきますね。以下のような問題点を考えてみました。

①タイトルがあいまいで，どんな研究を行ったのかわかりにくい。
②目的が「意義を検討」ということだが，何を明らかにしようとしたのか不明。
③方法があいまい。PECOの要素が示されていない。
④アウトカムを患者満足度として薬薬連携の効果を示したいのであれば，薬薬連携が行われた群と行われなかった群での比較が必要。
⑤今回の結果から薬薬連携の意義を示すことはできない。診療の質の向上も言い過ぎ。

皆さんなら，どのようにこの抄録を改善しますか？ 考えてみてください。

批判的吟味のポイント

抄録の批判的吟味を行ってみましたが，いくつかポイントがあるので紹介します。

第5章　いざ，研究デザイン実践編！

❶ So What？

　最も重要なポイントが，この「So what？（いったい，何だ？）」です。今回の研究によって何が明らかになり，どのような臨床的意義があるのかを明確に示す必要があります。これをどこで示すのかわかりますか？　そうです，背景の部分です。抄録だけでなく，研究計画にも研究計画作成に至った背景を書きますね。背景に書くべきポイントは以下の3点です。

> ### 「背景」に書くべきポイント
> 1. わかっていたこと
> 2. わかっていなかったこと
> 3. 本研究で明らかになること（研究目的）

　これら3つのポイントの論理的な整合性がとれている必要があります。「わかっていたこと」，「わかっていなかったこと」は，皆さんのRQに関する重要な情報を過不足なく含んでいるでしょうか？　なぜ，今回の研究を行う必要があるかという意義を示せているでしょうか？　また「本研究で明らかになること」は，それを医療現場にどのように還元できるかということも相手に伝わるでしょうか？

　よくある間違いは，背景に不必要な情報が入り過ぎて，なぜその研究を行ったかという意義が伝わりにくくなってしまうことです。ビート君たちのRQの場合はどうでしょうか？　薬薬連携が高齢糖尿病患者のHbA1c改善に関連すれば，どのような臨床的意義をもつでしょうか？

　もしかしたら高齢糖尿病患者の場合，HbA1cを改善することで，長期間かけて起こる合併症の予防ができたとしても，中高年と比べて意義は少ないかもしれません。そういう意味では，低血糖を予防することのほうが高齢者の糖尿病管理において重要である可能性があります。そうすると，主要なアウトカムはHbA1cの改善ではなく，低血糖発作の出現になりますね。あるいは，長期的なHbA1cの管理をアウトカムにすることも良いかもしれません。このようにRQの意義「So what？」を考えることで，PECOから再検討する必要性が出てくることもあります。

196

3 研究計画へのつっこみ（批判的吟味）

❷ 目的と方法の一致

　次のポイントは目的と方法の一致です。これを確認する良い方法は，目的と方法をそれぞれPECOにしてみることです。先ほどあげた抄録を例に考えてみましょう。

目的のPECO

P：高齢糖尿病患者
E：薬薬連携あり
C：薬薬連携なし
O：?

方法のPECO

P：高齢糖尿病患者，薬薬連携あり
E：?
C：?
O：患者満足度

　こう見てみると，PECOがまったく一致していませんね。さらに大きな問題として，この例では目的のPECO自体があいまいで，アウトカム（**O**）が何であるのかが不明確です。

❸ 比較の質

　比較の質は，関連や効果を調べるRQの批判的吟味において最も重要なポイントです。比較の質を落とす原因として，以下の3ポイントがありました（第3章-2，p.110参照）。それぞれについて解説していきます。

比較する際の3つのポイント

1. 測定されたデータが正しいか？
2. 比較を邪魔するものがないか？
3. たまたま（偶然）ではないか？

（1）測定されたデータが正しいか？

　測定されたデータが誤っていると，その後の解析でいくら工夫しても研究結果は信用できません。特に，測定結果がある特定の方向に偏って測定されること（測定結果の歪み）が問題で，これを（交絡以外の）バイアスとよびます。バイアスは，対象者を選択するとき，要因やアウトカムを測定するときに

第5章　いざ，研究デザイン実践編！

起こり，前者を**選択バイアス**，後者を**情報バイアス**とよびます。どちらも結果として起こる測定結果の歪みが問題となります。具体例で考えてみましょう。

糖尿病外来で食事摂取量を調査する

　この場合，どのような測定結果の歪みが生じるでしょうか？　糖尿病患者は，いつも食事制限を医療者から指摘されています。そのような状況で食事量を聞かれると，たいていは少なめに答えます。つまり，食事摂取量が実態より過小評価されてしまいます。これは測定段階で起こるバイアスで「情報バイアス」です。このバイアスを予防するには測定方法を工夫するしかありません。例えば，食事をすべて写真に撮っておいて，後で栄養士が食事摂取量を推定するなどの方法が考えられます。

大学病院の門前薬局で糖尿病治療薬の使用実態を調査する

　ここで本当に知りたいのが日本における糖尿病治療薬の使用実態であれば，大学病院の門前薬局（病院を出てすぐのところにある薬局）で得られた結果は日本の実態を示していない可能性があります。大学病院は特殊な患者が集まったり，特殊な治療が行われたりしている場合があるからです。これは対象者を選択する段階で起こるバイアスで「選択バイアス」です。

　このバイアスを予防するには，対象者の選択を工夫するしかありません。例えば，施設規模，立地などから日本を代表する薬局をランダムに選択するなどの方法が考えられます。しかし，実際にはこのランダムな選択を行うことが困難な場合が多くあります。施設をランダムに選択する場合には全施設のリストをもっていなければいけないからです。このような場合，研究がどのような施設で行われたか（セッティング），どのような背景をもった対象集団であるかを明記して，研究結果を当てはめられるのはどのような集団であるのかを医学的に推論することになります。

　バイアスについては第5章-6で詳しく解説します。

（2）比較を邪魔するものがないか？

　これは第3章-2（p.111）で紹介した交絡の問題です。ここで覚えてほしいのは，交絡と（交絡以外の）バイアスを区別することです。表1に整理します。

198

3 研究計画へのつっこみ（批判的吟味）

表1 交絡と（交絡以外の）バイアスの違い

	交　絡	バイアス
どの段階で生じるか？	比較する段階	対象者（P）を選択する段階 要因（E）・アウトカム（O）を測定する段階
原因は？	交絡因子	対象者（P）の選択方法 測定方法
測定結果は正しいか？	正しい	誤っている

　交絡因子とは要因・アウトカム以外の第3の因子です。アウトカムに影響する第3の因子の分布が要因と比較対照で偏るために比較を歪めてしまいます（交絡因子については第5章-5で詳しく解説します）。

　ビート君たちのRQを例に考えてみましょう。糖尿病の重症度は，アウトカムである血糖コントロールに影響し，要因である薬薬連携とも関連する交絡因子である可能性があります。研究開始時の糖尿病の重症度であれば，要因（薬薬連携）とアウトカム（血糖コントロール）の中間にある中間因子でもありません。よって，糖尿病の重症度は，交絡因子として比較を歪める可能性があります。

　研究開始前に糖尿病の重症度が重要な交絡因子であることを把握して測定しておけば対処することが可能です。例えば，糖尿病が重症な患者は対象者から除く（限定），糖尿病の重症度で層に分けて分析する（層別解析），糖尿病の重症度でモデル調整した解析を行う（多変量解析）などです。

（3）たまたま（偶然）ではないか？

リスク比：0.7

　この研究結果をみたときに，それが偶然起こった結果ではないことを示すためにはどのような情報が必要でしょうか。それはリスク比のばらつきを示す95％信頼区間です。

リスク比：0.7，95％信頼区間：0.5〜0.9

　もし，リスク比の95％信頼区間が1をまたいでいるときは，どのような結論となるでしょうか？　「関連がない」とは言えません。「関連があるとは言えない」ということになります。

　リスク比のばらつきに影響する重要な因子は対象者数（サンプルサイズ）

第 5 章 いざ，研究デザイン実践編！

です。これは臨床研究の実施可能性に直結して非常に重要ですので，次の第5章-4で詳しく触れます。

＊　＊　＊

さて，ふうたろう先生からのアドバイスをもらったビート君は，アウトカムを「HbA1cの改善」から「血糖の長期コントロール（1年後のHbA1c変化量）」に変更しました（色文字の部分が前回，p.189から変わった項目）。

 QMentorの画面（ここまでの構造化抄録） （アプリ画面を再構成）

【研究タイトル】	高齢糖尿病患者における薬薬連携と血糖コントロールの関連
【背景】	■ 分かっていたこと 　薬局と病院の薬剤師との間で情報共有が十分でない ■ 分かっていなかったこと 　情報共有の程度が患者の臨床アウトカムに影響するかどうか ■ 研究で分かること 　高齢糖尿病患者において薬局と病院での情報共有が血糖コントロールに与える影響
【目的】	高齢糖尿病患者における病院・薬局間の情報共有と血糖コントロールの関連を調べる
【PECO】	■ P：対象者 　高齢（75歳以上）の入院患者 　血糖降下薬を内服中 　退院時のHbA1c 7.0％以上 　ただし対象から除外しなければならないのは， 　自分で薬を飲めない患者 　他院へ転院した患者 　入院中に死亡した患者 ■ セッティング：研究対象者を集める場所 　多施設の入院病棟 ■ E/I：要因/介入 　薬局と病院で病名・検査値のいずれかの情報共有あり ■ C：比較対照 　薬局と病院で病名・検査値のどちらも情報共有なし ■ O：アウトカム 　血糖の長期コントロール（1年後のHbA1c変化量）
【型】	コホート研究（分析的観察研究）
【方法】	■ 測定方法 　要因/介入は， 　　方法＝お薬手帳への記載の有無 　　タイミング＝退院時 　　にて測定する 　アウトカムは， 　　方法＝HbA1cの検査値の変化量 　　タイミング＝外来再診時（1年後） 　　にて測定する

第5章

いざ，研究デザイン実践編！

4 　対象者の数を決める

　前回，ビート君は研究計画の批判的吟味のポイントを学びました。ここでの
「批判」とは，研究計画を作成した人に対する「批判」ではなく，研究の方法
が正しいか，結果の解釈が適切であるかなどについて検討することでしたね。
　批判的吟味のポイントを覚えていますか？　次の3つでしたね。

①So What？
②目的と方法の一致
③比較の質

　特に比較の質は，関連や効果を調べるリサーチ・クエスチョン（RQ）の批
判的吟味において最も重要なポイントになります。
　さて，ビート君のRQも徐々に練られて構造化された研究計画になってきま
した。しかし，いくら理想的な研究計画を作成しても，それが実施可能でなけ
れば「夢の研究計画」で終わってしまいます。臨床研究のゴールは，成果を医
療現場に還元することでしたから，それではいけませんね。今回は，臨床研究
の実施可能性を決める要素について学んでいきましょう。

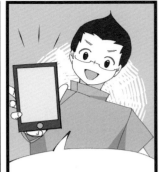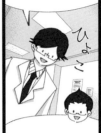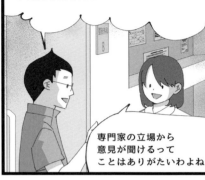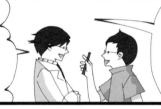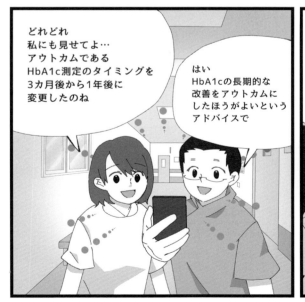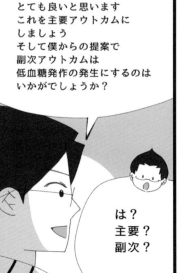

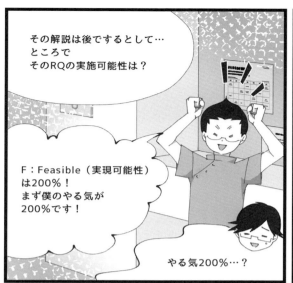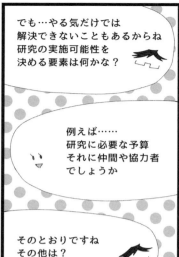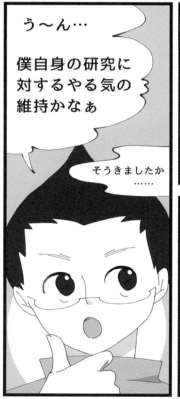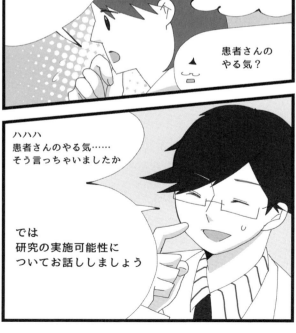

解説

実現可能性を決める要素

研究が実施可能であるためには，ビート君の言うように研究者のやる気も大事かもしれませんが，ここでは研究デザインの観点から考えていきましょう。

実施可能性を決める研究デザイン上の要素には大きく以下の2つがあげられます。

> ①研究の対象者を必要十分な数だけ集めることが可能か？
> ②分析するために必要なデータは得られるか？

②についてはMeasurable（測定可能性）の話ですから，以前に学びましたね。ビート君たちのRQの場合は，薬薬連携を測定可能かという点が最も議論になりました。ビート君たちは，お薬手帳を利用してそれを測定することにしました。今回の主題は①の点です。

必要十分な対象者数とは？

分析的観察研究では，関連や効果を示すために，点推定値（リスク比，リスク差など）とその95％信頼区間を示しました。リスク比の95％信頼区間が1をまたいでいるかどうか，リスク差の信頼区間が0をまたいでいるかどうかで，統計学的に有意かそうでないかを判断しましたね。

> 例）リスク比2.3，95％信頼区間1.3-3.8 ⇒ 統計学的に有意な関連あり
> リスク比3.5，95％信頼区間0.8-5.0 ⇒ 統計学的に有意な関連は認められない

研究結果をみると，信頼区間の幅は広い場合，狭い場合などさまざまです。もちろん，信頼区間の幅が狭いほうが統計学的に有意な関連は認められやすくなります。この信頼区間の幅に影響する主要な要素が**対象者の人数（サン**

プルサイズ）なのです。

　それでは，統計学的に有意な関連を見出すために，できるだけ多くの対象者を集めればよいでしょうか？　これは間違った考えです。非常に多くの対象者を集めて分析すると，信頼区間の幅は狭くなり，統計学的に有意な関連がみられやすくなります。しかし，**統計学的に有意な関連**と**臨床的に意味のある関連**は異なります。

　例えば，100万人の対象者を分析して以下のような関連が認められたときに，この関連は臨床的に意味があるといえますか？

> 例）リスク比1.02，95％信頼区間1.01-1.03

　もちろん，この情報だけでは判断できません。しかし，この例ではリスク比の点推定値が1に近く，もっと少ない対象者数で分析した場合，きっと認めることができないような弱い関連であると推測されます。

　一方，信頼区間の幅が広く統計学的に有意な関連が認められなかったとしても，点推定値が大きな値をとる場合は，どう考えたらよいでしょうか？

> 例）リスク比4.5，95％信頼区間0.80-8.70

　この結果は，真のリスク比は0.8から8.7の間にある可能性が高いと解釈できます。真のリスク比はこの範囲のなかで，8のような高い値を示すかもしれませんし，0.9のような低い値を示すかもしれません。このように幅の広い信頼区間が得られた理由は，十分な対象者数を集められなかったことだと考えられます。もっと多くの対象者で研究を実施すれば有意な関連（比の場合は1をまたがない95％信頼区間）が得られたかもしれません。

　「統計学的に有意な関連」が，「真実の状態」を正しく判断できているかについて考えてみましょう。統計学的に有意な関連があるかどうかを調べるとき，表1のように2種類の誤りが発生する可能性があります。

　αエラーとは，本当は関連がないのに関連があると判断してしまう誤りです。あわてんぼうのアルファと覚えてください。一方，βエラーとは，本当は関連があるのに，有意な関連があると判断できなかった誤りです。ぼんやりもののベータと覚えてください。1からβエラーを引いたものは**検出力**（パワー）とよばれます。

第5章　いざ，研究デザイン実践編！

表1　αエラーとβエラー

	本当は関連がある	本当は関連がない
有意な関連あり	正しい	誤り　**αエラー**
有意な関連が認められない	誤り　**βエラー**	正しい

　必要十分な対象者数とは，この2つの誤りが大きくなり過ぎないように設定された対象者数といえます。

　以上のように，統計学的に有意であるかどうかを判断する際に，対象者の人数（サンプルサイズ）はとても重要な要素となります。そこで研究実施前に，必要十分な対象者数を見積もっておく必要があるのです。

サンプルサイズの見積もり方

　では，いよいよサンプルサイズの見積もり方について考えていきましょう。

❶ 平均値の差を調べたい場合

　ビート君のRQで主要なアウトカムはHbA1cの変化量になりました。これは1年後のHbA1cの値から，研究開始時のHbA1cの値を引き算することで得られる連続変数です。よって，介入群のHbA1c変化量の平均値と比較対照群のHbA1c変化量の平均値を比較する（差をみる）ことになります。

　平均値の差を調べる場合のサンプルサイズを見積もるためには，先ほど説明したαエラー，βエラーと，期待される関連や効果の大きさを設定する必要があります。期待される関連や効果の大きさは，データのばらつきによって標準化された指標（効果サイズ）を用います。ここでは詳細な説明は省略しますが，経験則から効果サイズは以下のように設定されます。

> **効果サイズ**
>
> 小さな効果（関連）　　0.2
> 中等度の効果（関連）　0.5
> 大きな効果（関連）　　0.8

　ここでは，効果サイズを0.5に設定しましょう。慣習的に α エラーは0.05，β エラーは0.2に設定されることが多いので，今回もそうしてみましょう。これで，平均値の差を検出するために必要な要素が決まりました。

ビート君のRQ：効果サイズ0.5，α エラー0.05，β エラー0.2

　次に以下の図1を見てください。先ほど設定した1から β を引いた値（検出力）と効果サイズの交点を見ると63になっています。これが1群あたりに必要なサンプルサイズです。介入群と比較対照群が同じ人数ずついる場合は，63×2の126人の対象者を集めればよいことになります。

			$1-\beta$（検出力）		
		0.25	0.50	0.80	0.90
効果サイズ	0.1	331	769	1570	2102
	0.3	37	86	175	234
	0.5	14	31	63	85
	0.7	7	16	33	43
	0.9	5	10	20	26

$\alpha = 0.05$

図1　平均値の差を調べる

〔山口拓洋：臨床家のための臨床研究デザイン塾テキスト② サンプルサイズの設計；後悔先に立たず．健康医療評価研究機構，p105，2010より〕

第5章　いざ，研究デザイン実践編！

❷ 割合の差を調べたい場合

　しんのすけ先生が提案した副次アウトカムの低血糖発作の発生についても
サンプルサイズを考えてみましょう。このアウトカムは発生の有無ですか
ら，各群における発生割合を比較することになります。先ほどは平均値の差
でしたが，今度は割合の差ということになります。

　ここで必要なのは，各群において期待される発生割合です。血糖降下薬内
服中の低血糖発作の発生頻度に関する先行研究を調べたり，パイロット研究
によって推定する必要があります。ここでは介入群の発生割合を5%，比較
対照群の発生割合を10%としてみます。αエラーは0.05，βエラーは0.2とし
ます。

　図2を見てください。介入群の発生割合と比較対照群の発生割合はそれぞ
れ設定した値として，その交点を見ると435人になっています。これが低血
糖発作をアウトカムにした場合に必要な1群あたりの対象者数です。介入群
と比較対照群が同じ人数であれば，435×2の870人が必要となります。この
ように，発生頻度が少ないアウトカムの場合には必要なサンプルサイズが大
きくなります。

		\multicolumn{6}{c}{比較対照群の発生割合}				
		3%	5%	10%	20%	50%	70%
介入群の発生割合	3%		1506	194	55	13	<10
	5%	1506		435	76	15	<10
	10%	194	435		199	20	10
	20%	55	76	199		39	15
	50%	13	15	20	39		
	70%	<10	<10	10	15		

$\alpha=0.05$，$\beta=0.2$

図2　割合の差を調べる

〔山口拓洋：臨床家のための臨床研究デザイン塾テキスト② サンプルサイズの設計；
後悔先に立たず．健康医療評価研究機構，p112，2010より〕

サンプルサイズのまとめ

　研究開始前にサンプルサイズを見積もることは重要です。もし，必要十分な数だけ対象者数を集めることが難しいことがわかれば事前に研究計画を変更する必要があります。

　サンプルサイズに影響する重要な要素は，効果や関連の強さ，αエラー，βエラーでした。割合の差を調べる場合は，アウトカムの発生頻度に注意してください。

　サンプルサイズ設計の詳細については『山口拓洋：臨床家のための臨床研究デザイン塾テキスト② サンプルサイズの設計；後悔先に立たず』（健康医療評価研究機構，2010）を参考にしてください。

第5章

いざ，研究デザイン実践編！

5　比較の質を高める

　前回，ビート君は研究の実施可能性（FIRM²NESSチェックのF：Feasible）について学びました。実施可能性を決める研究デザイン上の要素はやる気，ではなく（これも大事ですが），①研究の対象者を必要十分な数だけ集めることが可能か，②分析するために必要なデータは得られるか，です。必要十分な対象者の人数（サンプルサイズ）の設計は難解な部分もありますが，前回の最後にあげた参考書に詳しく書かれています。

　さて，ビート君たちの研究計画はもう大詰めと思いきや，まだまだ課題が残っているようです。今回は，これまでも出てきた下の表を踏まえて解説されます。よく覚えていないという方は，第3章-2（p.106～）や第4章-3（p.137～）をぜひ復習してください。

比較する際の3つのポイント

1. たまたま（偶然）じゃないか？
2. 比較は邪魔されていないか？
3. 測定されたデータは間違っていないか？

交絡因子の3条件

1. アウトカムに影響する
2. 要因と関連がある
3. 要因の結果ではない

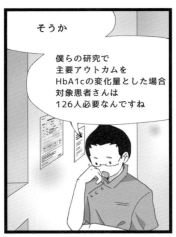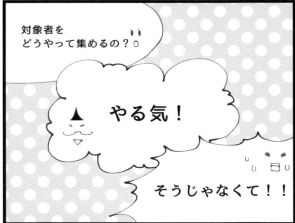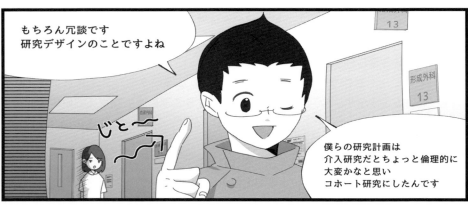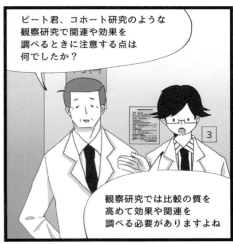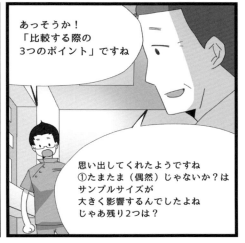

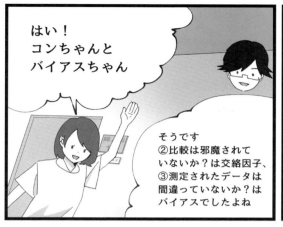
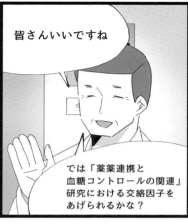
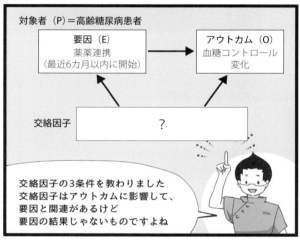
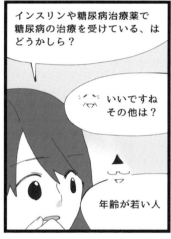
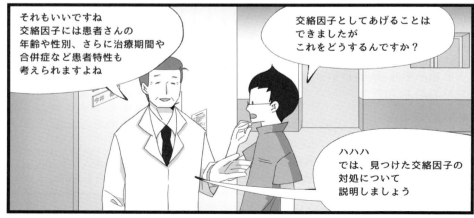

解説

　ビート君のRQは、さまざまなステップを経て磨かれた研究計画になってきました。関連や効果を調べるRQの場合、比較の質を高めることが重要です。科学的に質の高い比較を行わなければ、得られた関連や効果も信用することができません。

　第3章-2（p.106〜）などで、比較の質を落とす第3の因子である交絡因子について学びました。今回は、見つけた交絡因子についてどう対処していくかを考えていきましょう。

おさらい：比較の質を落とす原因

比較の質を落とす原因は以下の3つに分けて考えましょう。

比較の質を落とす原因

1. **たまたま（偶然）起こった**
   ⇒推定の精度が低い（サンプルサイズが小さい、測定データの偶然によるばらつきが大きい）
2. **比較を邪魔する第3の因子が影響している**
   ⇒交絡因子によって関連や効果が過大（過小）評価されている
3. **測定されたデータが誤っている**
   ⇒対象者の集め方、測定のデザインによって、得られたデータが偏ってしまっている

　今回着目するのは2の交絡因子についてです。ビート君のRQでどんな交絡因子があるかを考えてみましょう。以下の3つのステップで交絡因子を見つけてみましょう。

---

1. アウトカムに関連する因子（予後因子）を見つける
2. 1のなかで、要因に影響を与える因子を交絡因子の候補とする
3. 2のなかで、要因とアウトカムの中間に存在する中間因子を除く

ビート君のRQの場合,もともとの血糖コントロールの状態は交絡因子になるでしょうか? 上記の各ステップに沿って考えてみましょう。

1. もともとの血糖コントロールの状態は,その後の血糖コントロール変化に影響を与えることが想定されますので予後因子になります。
2. もともとの血糖コントロールの状態は,薬薬連携を行うかどうか(薬局・病院間で病名・検査値の情報共有を行うかどうか)に影響を与えることが想定されますので交絡因子の候補になります。
3. 薬薬連携によって,もともとの血糖コントロールは影響を受けるでしょうか? これは少し判断が難しいですね。もともとの血糖コントロールが悪いから薬薬連携を行ったのか,薬薬連携を行ったことがもともとの血糖コントロールに影響を与えたのかを区別するのが難しい可能性があります。これを解決するためには,「薬薬連携」と「もともとの血糖コントロール」の測定タイミングを明確に定義する必要があります。例えば「薬薬連携」は「最近6カ月以内に開始された」と定義して測定し,薬薬連携開始前の血糖コントロールの状態を「もともとの血糖コントロール」にすれば,図1のように「薬薬連携」より前に「もともとの血糖コントロール」が測定されたことが明確になります。

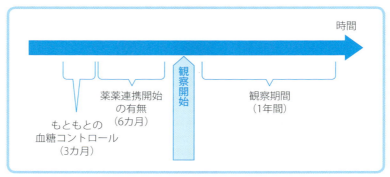

図1 薬薬連携と,もともとの血糖コントロールの測定タイミング

以上のステップを他の第3の因子でも繰り返し検討し,図2のような概念モデルを作成することができました。この概念モデルが唯一の正解ではありません。皆さんも仲間と一緒に,他に重要な交絡因子が隠れていないか考え

第 5 章　いざ，研究デザイン実践編！

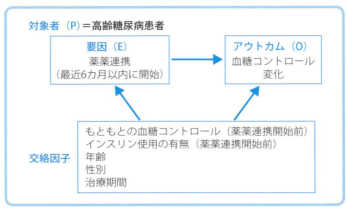

図2　交絡因子を整理するための概念モデル

てみてください。

交絡への対処法

　交絡因子が見つかった後は，いよいよ交絡への対処法を検討しなければいけません。交絡への対処については，研究実施前に以下の2点を考えることが重要です。

1. 重要な交絡因子を漏れなくリストアップし，測定のデザインをする
2. 交絡因子の対処法を研究実施前に決めておく

　1は上で説明しましたので，2について考えていきましょう。交絡への対処法はまず，大きく予防と調整の2つに分かれます。

```
         交絡への対処法
   【予　防】      【調　整】
   ・限定          ・層別
   ・マッチング    ・回帰モデル
   ・ランダム化    ・その他
```

216

予防とは，解析対象者を決める前の段階で行う交絡の予防になります。一方，**調整**とは，解析対象者が決まった後に解析段階で交絡の影響を取り除くことになります。それぞれについて考えていきましょう。

交絡の予防

❶ 限定

例えばビート君のRQの場合，もともとの血糖コントロールが重要な交絡因子となる可能性があります。これは薬薬連携の行われた患者と行われなかった患者で「もともとの血糖コントロール」の分布が異なるために比較の質を落としてしまいます。そこで，「もともとの血糖コントロール」が悪い人だけを対象者として集めてくれば，この影響は少なくなります。しかし，このように対象者の限定を行うと，必要十分な対象者数を集めることが難しくなる可能性があります。また，得られた結果を当てはめることのできる集団も狭まってしまいます（一般化可能性の低下）。

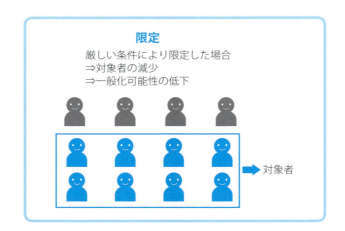

❷ マッチング

マッチングとは，交絡因子の値が似通った人同士でペアを作って，要因と比較対照のグループを作成する方法です。ビート君のRQでは，年齢が交絡因子になる可能性があるので，年齢の似通った人同士でペアを作ることにな

ります。マッチングを行うと，要因と比較対照で交絡因子の分布が同様になりますので，交絡因子による関連や効果の過大（過小）評価が起こらなくなります。しかし，ペアにならない対象者は除外されてしまい，限定と同様に結果を当てはめることのできる集団が狭まる問題（一般化可能性の低下）が生じる可能性があります。

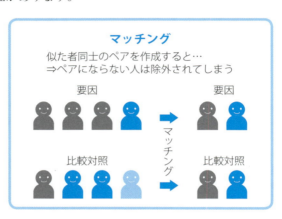

❸ ランダム化

　ランダム化とは，介入研究の場合にのみ実施可能な方法です。研究者が介入の有無を操作できますので，介入か比較対照かをランダムに振り分けていきます。ランダムに割り付ければ，介入と比較対照は同様の特徴をもった集団になります。これは確率の問題です。コインを振れば，確率的には表と裏が半々ずつ出るのと同じです。しかし，割り付ける数（対象者数）が少ないと，割り付けされた数や各グループの特徴がたまたま偏ってしまう可能性があります。

　また，侵襲を伴う介入をランダム割り付けするには，対象者から同意を得る必要があります。介入と比較対照の間でメリット・デメリットが釣り合っていなければ（基本的に対象者に不利益を与えることは許されません），研究は倫理的ではなく，実施不可能です。

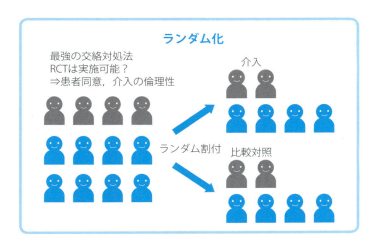

交絡の調整

❶ 層別

　層別とは，交絡因子で層に分けて，各層で要因とアウトカムの関連を調べる方法です．最終的に各層で得られた結果を統合して1つの指標（共通効果の指標）として示すことができます．

　ビート君のRQの場合，「もともとの血糖コントロール」がとても悪かった層（例えばHbA1c 9％以上）と，あまり悪くなかった層（例えばHbA1c 7％以上9％未満）のそれぞれで，薬薬連携と血糖コントロール変化の関連を検討します．

　各層で得られた結果を統合して得られる指標（共通効果の指標）は，交絡の影響が除外された（調整された）ことになります．なぜなら，各層では「限定」と同様に要因と比較対照で交絡因子の分布の偏りが生じにくいため，各層で得られる結果には交絡が影響しにくいからです．

第 5 章　いざ，研究デザイン実践編！

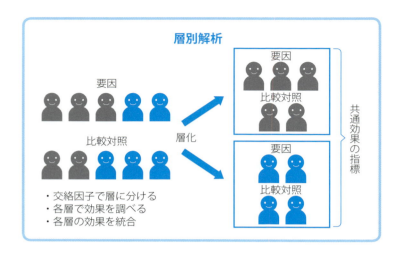

❷ 回帰モデル

　回帰モデルとは，要因とアウトカムの関係性，交絡因子とアウトカムの関係性を数式に当てはめて（これをモデルとよびます），交絡の影響を取り除いた関連や効果の指標を推定する方法です。少し難しいですが，適切なモデルの選び方と結果の解釈ができることが重要です。アウトカム変数の型によってさまざまなモデルがありますが，ここでは代表的な3つのモデルを紹介します。

（1）線形回帰

　アウトカム変数が連続変数の場合に選択します。ビート君のRQで言えば，HbA1c変化量（連続変数）がアウトカムの場合です。得られる効果の指標は交絡調整された**平均値の差**です。例えば「年齢，性別，もともとの血糖コントロールで調整した場合のHbA1c変化量の平均値の差は○○」というような結果が得られます。

（2）ロジスティック回帰

　アウトカム変数が2値（有無）の場合に選択します。ビート君のRQで言えば，HbA1c改善の有無がアウトカムの場合です。得られる効果の指標は交絡調整された**オッズ比**です。例えば「年齢，性別，もともとの血糖コントロールで調整した場合のHbA1c改善に対するオッズ比は○○」というような結果が得られます。

5　比較の質を高める

（3）Cox回帰

アウトカム変数がイベント発生までの時間の場合に選択します。ビート君のRQで言えば，HbA1cが改善するまでの時間がアウトカムの場合です。得られる効果の指標は交絡調整された**ハザード比**です。ハザードとは，ある時点でイベントを起こす確率を指します。つまり，ハザード比が1.3という場合，観察期間をとおして1.3倍イベントを起こしやすいと解釈できます。例えば「年齢，性別，もともとの血糖コントロールで調整した場合のHbA1c改善のハザード比は○○」というような結果が得られます。

＊　　　　＊　　　　＊

以上の回帰モデルは統計ソフトを利用すれば実行可能です。ここで詳細は解説しませんが，モデルの選択と出てきた結果の解釈に注意をしてください。回帰モデルについては第5章-7でも触れます。

❸ その他の交絡調整法

観察研究における交絡調整のチャレンジは続いており，さまざまな手法が提唱されています。ここでは2つの手法について紹介しておきます（アドバンスな内容を含みますので簡単な紹介にとどめます）。

1つ目は**傾向スコア**です。これは最近の医学論文でも多用されており，皆さんも目にされたことが多いのではないでしょうか。傾向スコアとは，要因のグループに入る確率を多数の交絡因子を含んだ回帰モデルで推定した値です。傾向スコアは，多数の交絡因子を1つの指標に集約したものと解釈することが可能です。傾向スコアを用いてマッチングすれば，多数の交絡因子が似通った要因と比較対照の集団で比較が可能です。しかし，ここで調整可能なのは，測定された交絡因子のみで，この限界は回帰モデルと変わりません。

2つ目は**操作変数**です。これは，未測定の交絡因子を調整することをねらった新たな手法です。要因を介してのみアウトカムに影響する因子を操作変数として定義します。操作変数が要因を介してアウトカムに与える影響をみることにより，未測定の交絡因子の影響を取り除くことが可能になります。

第5章　いざ，研究デザイン実践編！

交絡への対処のまとめ

　研究開始前に交絡因子への対処法を決めることは重要です。もし，重要な交絡因子を測定し損なうと後で対処することはできません。交絡因子への対処を怠ると比較の質が落ち，せっかく得られた結果が信用できなくなります。

　交絡の予防（限定，マッチング，ランダム化）と調整（層別，回帰モデル）について理解し，適切な解釈ができることを目指してください。

　今回の解説はQMentorではSTEP 5と6に当たります。ビート君たちの研究計画にも，p.200の内容から新たに「交絡因子への対処」（**色文字**）が加わりました。

QMentorの画面（ここまでの構造化抄録） (アプリ画面を再構成)

【研究タイトル】	高齢糖尿病患者における薬薬連携と血糖コントロールの関連
【背景】	■分かっていたこと 薬局と病院の薬剤師との間で情報共有が十分でない ■分かっていなかったこと 情報共有の程度が患者の臨床アウトカムに影響するかどうか ■研究で分かること 高齢糖尿病患者において薬局と病院での情報共有が血糖コントロールに与える影響
【目的】	高齢糖尿病患者における病院・薬局間の情報共有と血糖コントロールの関連を調べる
【PECO】	■P：対象者 高齢（75歳以上）の入院患者 血糖降下薬を内服中 退院時のHbA1c 7.0％以上 ただし対象から除外しなければならないのは， 自分で薬を飲めない患者 他院へ転院した患者 入院中に死亡した患者 6カ月以上薬薬連携あり ■セッティング：研究対象者を集める場所 多施設の入院病棟 ■E/I：要因/介入 薬局と病院で病名・検査値のいずれかの情報共有あり　最近6カ月以内で薬薬連携を開始 ■C：比較対照 薬局と病院で病名・検査値のどちらも情報共有なし ■O：アウトカム 主要：HbA1cの変化量　副次：低血糖発作の有無
【型】	コホート研究（分析的観察研究）
【方法】	■測定方法 要因/介入は， 　方法＝お薬手帳への記載の有無 　タイミング＝退院時 　にて測定する アウトカムは， 　方法＝HbA1cの検査値の変化量 　タイミング＝外来再診時（1年後） 　にて測定する ■交絡因子への対処 【限定】 年齢 【回帰モデル】線形回帰 もともとの血糖コントロール（薬薬連携開始前） 年齢 性別

第5章

いざ，研究デザイン実践編！

6　バイアスの予防

　臨床計画作成支援アプリ「QMentor」を使って，「高齢糖尿病患者における薬薬連携と血糖コントロールの関係」の研究計画作成に取り組んでいるビート君たち。前回は比較の質を落とす第3の因子である交絡因子について学びました。交絡因子を見つけるポイントは次の3つでした。

---

1. アウトカムに関連する因子（予後因子）を見つける
2. 1のなかで，要因に影響を与える因子を交絡因子の候補とする
3. 2のなかで，要因とアウトカムの中間に存在する中間因子を除く

　交絡への対処法としては，解析対象者を決める前の段階で交絡を予防する「予防」と，解析対象者が決まった後に解析段階で交絡の影響を取り除く「調整」に分かれるのでしたね。下のそれぞれの意味を忘れてしまった方は復習しておきましょう。

交絡への対処法

【予　防】	【調　整】
・限定	・層別
・マッチング	・回帰モデル
・ランダム化	・その他

　さて，ビート君たちのいつもの熱い議論が聞こえてきましたよ。今回はどんなテーマで話し合っているのか，少し覗いてみましょう。

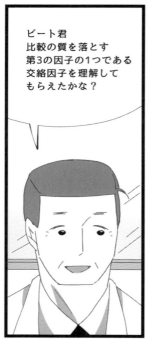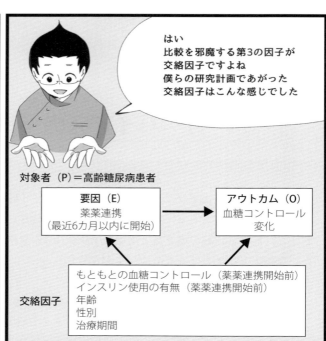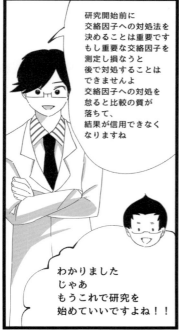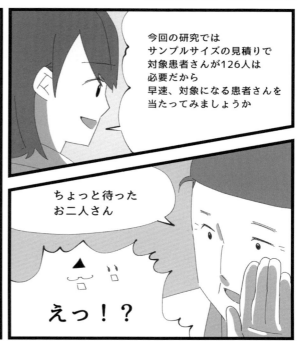

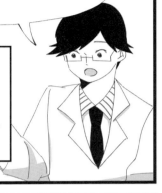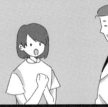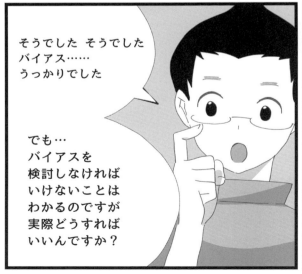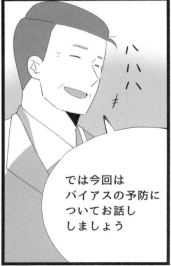

> **解説**

交絡と（交絡以外の）バイアスの違い ‼

　バイアスという言葉は，臨床研究以外でも聞くことがあります。

Aさん「昨日のドラマ面白かったね」

Bさん「そうかな～。イケメンの○○が出ていたからバイアスがかかってる
　　　　んじゃない？」

　国語辞書で「バイアス」を調べると，「先入観にとらわれている。色眼鏡
で見る」と書いてあります。臨床研究における「バイアス」とは何でしょう
か？

　学会，研究発表会などでも，「バイアスがあるから……」なんて議論をよ
く聞きますが，交絡のことを言っているのか，交絡以外のバイアスのことを
言っているのか明確でないために，議論がかみ合わないこともよく見かけま
す。読者の皆さんには，交絡と（交絡以外の）バイアスの違いを理解し，使
い分けるようにしていただきたいと思います。シンプルに理解するために，
本書では以下のように整理したいと思います。

> 交絡＝第3の因子によって**比較が歪められる**
> バイアス＝対象者の選択，アウトカムの測定によって**測定結果が歪められる**

　最も大きな違いは，どの段階で歪みが発生しているかという点です。交絡
は，比較して効果や関連を調べるときに歪みが生じます。そのため交絡への
対処は，データ取得前の予防に加えて，データ取得後の調整も可能となりま
す。一方，バイアスの場合は測定結果自体が誤ってしまうので，データ取得
前に予防することしかできません（**表1**）。

　どのようなバイアスが起こりうるか，具体例で考えてみましょう。

薬局で服薬遵守割合を聞き取って調査する

　薬剤師が患者さんに「薬をちゃんと飲んでいますか？」と聞くと，本当は
飲めていない患者さんも「飲んでいますよ」と答えてしまうことがありま
す。薬剤師に気をつかっているのか，怒られそうだと思うのか，理由はさま

表1 交絡と（交絡以外の）バイアスの違い

	交　絡	（交絡以外の）バイアス
定　義	第3の因子（交絡因子）によって比較が歪められる	測定結果が歪められる
どの段階で歪みが生じるか？	比較して効果や関連を推定するとき（データ取得後）	対象者を集めたり，アウトカムを測定したりするとき（データ取得前）
測定結果	測定結果自体は正しい	測定結果が歪められている（偏った結果）
比較した結果	比較が歪められる	比較が歪められる可能性がある
対処法	交絡を事前に防ぐ（予防） 交絡を事後に除く（調整）	データ取得前にバイアスを防ぐ（予防）

ざまですが，調査結果として得られる服薬遵守割合は本当の服薬遵守割合よりも高めに偏って測定されがちです。これは測定の段階で起こるバイアスで，**情報バイアス**とよばれます。

大学病院前の薬局で糖尿病治療薬の処方実態を調査する

大学病院外来には糖尿病専門医がいて，先進的な治療を行いやすい傾向があるかもしれません。そうすると，大学病院の門前薬局で調査した糖尿病治療薬の処方は，一般的な糖尿病患者の処方実態を表していない可能性があります。これは，対象者である糖尿病患者の選択の段階に問題があります。これを**選択バイアス**とよびます。

＊　　＊　　＊

以上の2つの例は，どちらも測定された結果自体が誤っている「バイアス」です。交絡のように特定の第3の因子によって比較が歪められているわけではないことに注意してください。以下でさらに詳しく説明します。

バイアスの種類と対処法

バイアスにはさまざまな名前が付けられています。思い出しバイアス，診断バイアス，自己選択バイアスなど。しかし，名前で分類すること自体はあ

第5章　いざ，研究デザイン実践編！

まり重要ではありません。それよりも，どういう段階でバイアスが発生し，どう対処すればよいかということを知っておくほうがよっぽど重要です。

ここでは，大きく2つの段階に分けてバイアスを理解しましょう。

❶ 対象者（P）を選択する段階

対象者を選択するときに偏った集団を選んでしまうと，測定結果が偏ってしまいます。これを**選択バイアス**とよびます。先ほどの大学病院の門前薬局で対象者を選択するのもその一例です。選択バイアスは対象者の条件と対象者を集める場所（セッティング）によって起こります。

選択バイアスが起こる可能性があるかどうかを確認するためには，対象者・セッティングの条件と結果を当てはめたい集団との間にギャップがないかどうかを確認することが重要です。どんなギャップに着目すればよいかというと，以下の3点です。

> **選択バイアスで注意すべきギャップ**
> 1. 対象者の背景
> 2. アウトカムを起こす頻度
> 3. 要因（E）と比較対照（C）の分布

ビート君たちのRQをもとに，選択バイアスの可能性について考えてみましょう。

（1）対象者（P）の背景

ビート君たちが結果を当てはめたい集団である高齢糖尿病患者と，今回設定した対象者・セッティングの条件で選ばれる集団の背景にギャップがないか検討してみましょう。ビート君の勤務する病院には糖尿病の重症患者が集まっているかもしれませんし，インスリン使用者が多いかもしれませんね。その場合，今回の研究で得られた結果を，高齢糖尿病患者全体に当てはめることができるかどうかの検討が必要です。これを**一般化可能性**とよびます。

この対象者の背景の偏りがどの程度あるかを検討するために，論文や学会発表では患者背景の表を示します。

6　バイアスの予防

（2）アウトカム（O）を起こす頻度

　アウトカムを起こす頻度についてもギャップを検討します。今回の対象者は非常に優秀な糖尿病患者が選択され，ほとんどの人でHbA1cが改善するというような可能性もあります。これもアウトカム発生頻度を記述することで，ギャップの程度を検討することができます。

　アウトカムの発生頻度が効果の指標に与える影響を考えてみましょう。

> **①アウトカムの発生頻度が高い場合**
> ・要因（E）のグループにおけるリスク（発生割合）60％
> ・比較対照（C）のグループにおけるリスク40％

　この場合，リスク比は1.5，リスク差は20％ポイントですね。

> **②アウトカムの発生頻度が低い場合**
> ・要因（E）のグループにおけるリスク（発生割合）15％
> ・比較対照（C）のグループにおけるリスク10％

　この場合，リスク比は1.5，リスク差は5％ポイントですね。

　①と②を比べてみてください。どちらもリスク比は1.5ですが，リスク差は大きく異なります。このように，もともとのアウトカムの発生頻度によって，リスク比と比較してリスク差は大きな影響を受けやすいことを覚えておいてください。

（3）要因（E）と比較対照（C）の分布

　要因と比較対照の分布にも，結果を当てはめたい集団と今回の研究対象者の間でギャップが生じる可能性があります。例えば，ビート君のRQの場合，薬薬連携が盛んな病院で研究を実施すると，要因＞＞比較対照というような分布になる可能性があります。

❷ 要因（E）やアウトカム（O）を測定する段階

　要因やアウトカムを測定するときに，測定方法に配慮しないと測定結果が偏ってしまいます。これを**情報バイアス**とよびます。情報バイアスは要因やアウトカムを測定する方法によって起こります。特に患者報告型アウトカム（p.38参照）の場合は，測定の方法に結果が影響を受けやすく注意が必要です。

第5章 いざ，研究デザイン実践編！

　情報バイアスが起こる可能性があるかどうかを確認するためには，測定する方法（①何で測定するか，②いつ，だれが，どこで測定するか）に注意することが重要です。これは測定のデザインが重要ですので，第2章-1（p.47〜）を参照してください。

　ビート君のRQの場合，カルテレビューを行い薬薬連携の有無を測定する際に注意が必要です。ビート君自身がこの測定を行った場合と第三者が行った場合とで，測定結果が異なる可能性があります。

第 5 章
いざ，研究デザイン実践編！

7　解析方法を選ぶ

　前回まで，交絡と（交絡以外の）バイアスについて学んだビート君たち。第5章もかなりのところまで進んできましたので，ここでビート君たちが現在，「臨床研究の7つのステップ」のどのあたりを踏んでいるか見てみましょう。この図は第1章-2（p.19）にも登場しました。

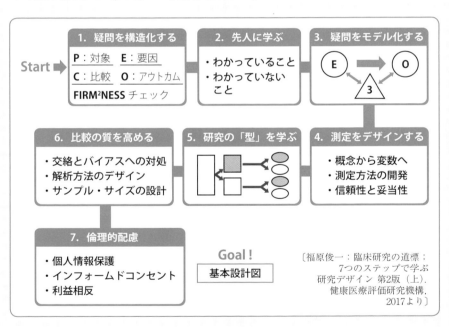

〔福原俊一：臨床研究の道標：7つのステップで学ぶ研究デザイン 第2版（上）．健康医療評価研究機構，2017より〕

　ステップ6「比較の質を高める」まで来ていますね。サンプルサイズは第5章-4（p.201〜）で見積もったので，ステップ6で残すは解析方法のデザインです。ビート君たちもますます張り切っているようです！　覗いてみましょう。

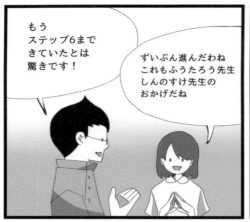
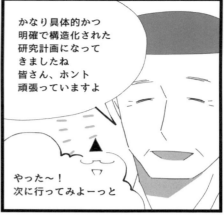
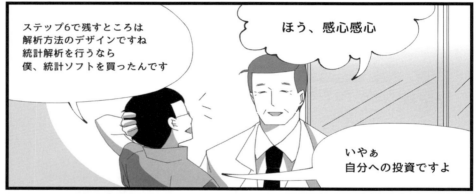
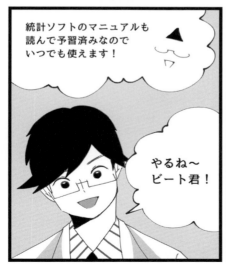
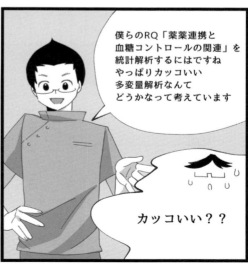

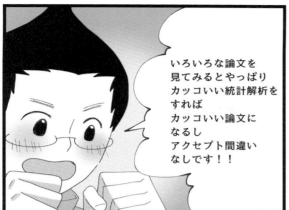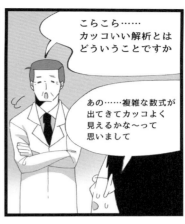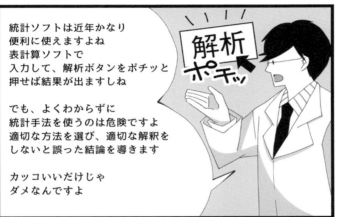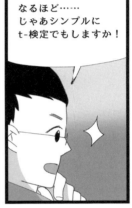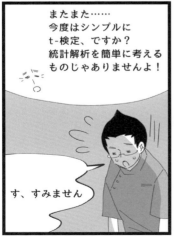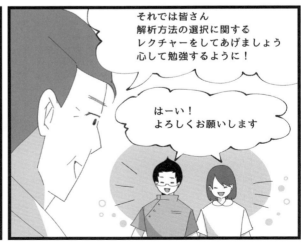

解説

今回紹介するのは読者の皆さんも大好きな（？）統計解析です。ビート君は多変量解析がt-検定よりカッコ良いと思っているようですが…。統計解析に関する誤解を解きながら，正しい内容を学んでいきましょう。

統計解析は何をしているか？

時に，臨床研究＝統計解析のような誤解を受けるほど，統計解析は皆さんの関心事です。しかし，一方で「統計解析はよくわからない」という不安（統計解析アレルギー）もよく聞きます。統計解析では難しい数式を扱ったり，パソコンを駆使してプログラミングしたりする以上に重要なことがあります。それは，統計解析が何をしているかという本質を理解して，正しい手法を選択し，結果を適切に解釈する知識を得ることです。今回はそのエッセンスを学習しましょう。

統計解析が行っていることは大きく以下の2つです。

❶ ばらつきを記述

測定されたデータは必ずばらつきます。このばらつきを記述することが最初の目的です。ランダムに起こるばらつきのことを**偶然誤差**とよびます。この偶然誤差を記述し，偶然誤差を考慮した比較（検定）を行うことが最初の目的です。

❷ 交絡を調整

第5章-5（p.211〜）でも学びましたが，統計解析によって交絡を調整することができます。交絡は**系統誤差**の一部です。系統誤差とは，特定の方向に偏って起こるばらつきのことです。上記の偶然誤差のようにランダムに起こるばらつきとは区別してください。解析によって調整できるのは交絡のみで，交絡以外のバイアスには対処できないことは重要なポイントです。

＊　　＊　　＊

これらは，いずれも誤差に分類されます。誤差への対処＝統計解析と言ってもよいでしょう。統計解析にできること，できないことを明確に区別してください。

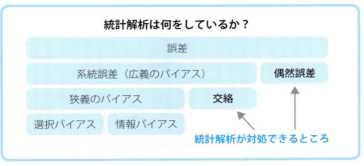

〔福原俊一:臨床研究の道標;7つのステップで学ぶ研究デザイン 第2版(下),健康医療評価研究機構, 2017より改変引用〕

ばらつきの記述

　統計解析の最初の目的は偶然誤差を記述することでした。データを測定すると,方向性をもたずにランダムにばらつきます。これを偶然誤差とよびました。

　例えば,Aさんの血圧を複数回測定した場合,120/70mmHg,128/74mmHg,116/66mmHgのように少しずつ異なる値をとります。標準偏差,信頼区間などがデータのばらつきを記述するために用いられます。例えば,収縮期血圧の平均値120mmHg,標準偏差5のように示します。

　リスク差の場合はどうでしょうか?

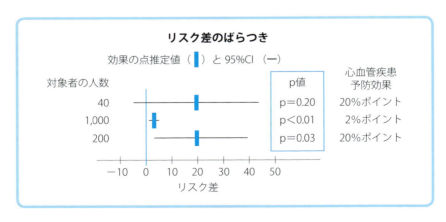

第5章　いざ，研究デザイン実践編！

　ここでは，リスク差の点推定値（縦棒）と95%信頼区間（横棒）を図で示しています。図の一番上のリスク差の点推定値は20%ポイントで，信頼区間が広くなっているため有意ではありません（p値＞0.05）。このように，ばらつきの大きさに最も大きく影響するのは対象者の人数です。「p値＞0.05＝統計学的に有意でない」という結果のみでは，それは効果が小さかったせいなのか，対象者が少なかったせいなのかが区別できません。よって，点推移値と信頼区間によってデータのばらつきを記述することは，検定結果のみを示すこととよりも情報量が多く有用です。

交絡の調整

　比較の質を高めるために交絡の影響を取り除くことは，統計解析の2つ目の主要な目的です。比較の質が低い結果は，誰も信用してくれません。交絡を調整するためには以下のような方法がありましたね。このなかで統計解析が貢献するのは右側の交絡調整です。

交絡への対処法

【予　防】	【調　整】
・限定	・層別
・マッチング	・回帰モデル
・ランダム化	・その他

解析方法の選択

1 ばらつきの記述

　データのばらつきを標準偏差，信頼区間などで示した後に，データのばらつきを考慮した2群間の比較（検定）を行います。ここでは単純な2群比較とし，交絡は考慮されていません。基本的な検定方法を表1に示します。アウトカム変数の型によって選択される方法が異なる点に注目してください。アウトカムが心筋梗塞発生の有無であれば2値変数となり，分布は割合で記述

し，カイ二乗検定で比較を行います。一方，アウトカムがHbA1c変化量などの連続変数であれば，平均・標準偏差で分布を記述し，t-検定で比較を行います。

表1　基本的な検定方法

	アウトカム変数の型		
	2値変数	連続変数	生存時間
分布の記述	頻度集計，割合	ヒストグラム 平均・標準偏差	Kaplan-Meier
単純な群間比較	カイ二乗検定	t-検定	Log-rank検定

❷ 交絡の調整

交絡の影響を取り除き関連や効果を調べることが，統計解析の2つ目の目的でした。統計解析による交絡調整の方法として，層別解析，回帰モデル，その他がありました。層別解析の方法については第5章-5で紹介したので復習しておいてください。

回帰モデルの選択法を表2に示します。検定のときと同様に，アウトカム変数の型によって選択される回帰モデルが決まります。また，選ばれた回帰モデルによって得られる効果の指標が決まります。ここであげた3つの回帰モデルは臨床研究で多用されているので，まずはこれらを押さえてください。

ビート君のRQではHbA1cの変化量がアウトカムのため，アウトカム変数は連続変数になり，線形回帰を選択することになります。

表2　回帰モデルの選択法

	アウトカム変数の型		
	2値変数	連続変数	生存時間
モデル	ロジスティック回帰	線形回帰	Cox回帰
得られる効果の指標	調整オッズ比	調整平均の差	調整ハザード比

＊　　　＊　　　＊

これで解析方法も明確に決まりましたね。解析方法はカッコ良いから多変量解析ではありませんね。まずは，ばらつきを記述することが目的なのか，交絡調整が目的なのか，明確にすることが重要です。

第5章　いざ，研究デザイン実践編！

　今回の解説はQMentorではSTEP 7にあたります。右のページに示すビート君たちの研究計画に，p.223の内容から新たに「解析方法」（**色文字**）が加わりました。

ふうたろう先生の One More Lecture

● **多変量解析の目的**

　多変量解析の主要な目的は，もちろん交絡調整です。しかし，それ以外に以下の2つの目的で利用されることがあります。

①将来のアウトカムを予測する

　回帰モデルを使って複数の因子からアウトカムを予測します。これを予測モデルとよびます。通常，ロジスティック回帰モデルを用いて2値のアウトカムが予測されます。この手法を用いて作成される臨床予測ツールでは，複数の項目でスコア化し診療現場でのアウトカム予測に用いられます。

　例えば，有名なフラミンガムリスクスコアでは，スコアに基づいて冠動脈疾患の発症予測が行われます。

②関連する因子を探索する

　仮説検証ではなく，どの因子がアウトカムに関連するのかを探索するようなRQでも多変量解析が用いられます。このモデルでは，主な要因と交絡因子が区別されていません。

　例えば，年齢，運動習慣，食事習慣，腹囲など複数の因子からアウトカムに関連する因子を探索するようなRQが想定されます。

7　解析方法を選ぶ

 QMentorの画面（ここまでの構造化抄録） （アプリ画面を再構成）

【研究タイトル】	高齢糖尿病患者における薬薬連携と血糖コントロールの関連
【背景】	■分かっていたこと 薬局と病院の薬剤師との間で情報共有が十分でない ■分かっていなかったこと 情報共有の程度が患者の臨床アウトカムに影響するかどうか ■研究で分かること 高齢糖尿病患者において薬局と病院での情報共有が血糖コントロールに与える影響
【目的】	高齢糖尿病患者における病院・薬局間の情報共有と血糖コントロールの関連を調べる
【PECO】	■P：対象者 高齢（75歳以上）の入院患者 血糖降下薬を内服中 退院時のHbA1c 7.0%以上 ただし対象から除外しなければならないのは， 自分で薬を飲めない患者 他院へ転院した患者 入院中に死亡した患者 6カ月以上薬薬連携あり ■セッティング：研究対象者を集める場所 多施設の入院病棟 ■E/I：要因/介入 薬局と病院で病名・検査値のいずれかの情報共有あり　最近6カ月以内で薬薬連携を開始 ■C：比較対照 薬局と病院で病名・検査値のどちらも情報共有なし ■O：アウトカム 主要：HbA1cの変化量　副次：低血糖発作の有無
【型】	コホート研究（分析的観察研究）
【方法】	■測定方法 要因/介入は， 　方法＝お薬手帳への記載の有無 　タイミング＝退院時 　にて測定する アウトカムは， 　方法＝HbA1cの検査値の変化量 　タイミング＝外来再診時（1年後） 　にて測定する ■解析方法 アウトカム変数の型＝連続的な数：連続変数 解析の目的＝交絡因子で調整して要因とアウトカムの関連を調べる 解析の方法＝線形回帰 ■交絡因子への対処 【限定】 年齢 【回帰モデル】線形回帰 もともとの血糖コントロール（薬薬連携開始前） 年齢 性別

第5章
いざ，研究デザイン実践編！

8　臨床研究に関する倫理的配慮

　前回，ビート君たちは解析方法の選択について学びました。肝は，①ばらつきを記述することが目的なのか，②交絡調整が目的なのか，これを明確にすることでした。統計解析は誤差に対する対処と言っても過言ではありません。

　下の図をもう一度見てください。誤差のなかでも，選択バイアスと情報バイアスは，統計解析ではどうにもならないことも以前学びましたね。

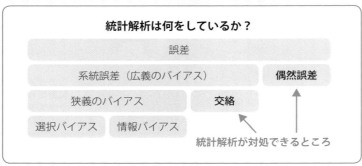

〔福原俊一：臨床研究の道標：7つのステップで学ぶ研究デザイン 第2版（下）．健康医療評価研究機構，2017より改変引用〕

　ビート君たちのリサーチ・クエスチョン（RQ）「高齢糖尿病患者における薬薬連携と血糖コントロールの関係」は，関連を調べる研究です。交絡の影響を取り除き，関連を調べることが統計解析の目的です。ですから，線形回帰モデルを使うことになりました。

　さて，「臨床研究の7つのステップ」（p.233）の最後は「倫理的配慮」です。そろそろクライマックスに来たビート君たちの研究計画，いったいどうなるでしょうか？

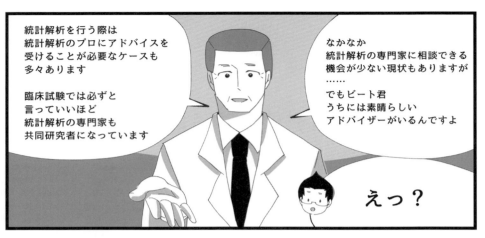
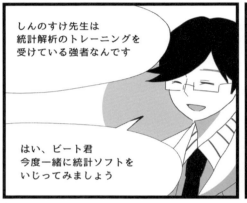
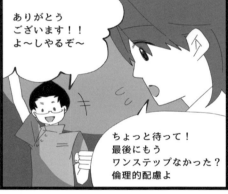
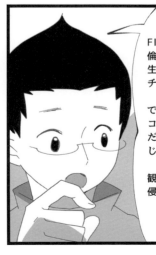
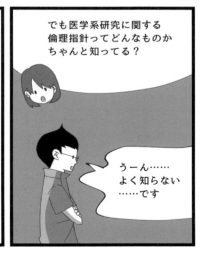

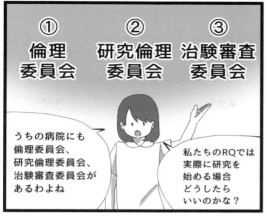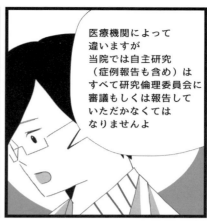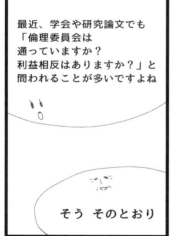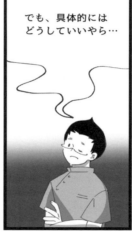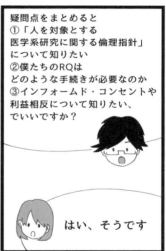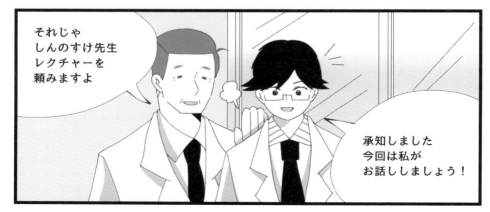

解説

倫理指針とは？

　医療現場で人を対象とする臨床研究は，研究者の興味のためだけに行ってはいけません。RQがいくら社会にとって切実な課題で，科学的に興味を惹く内容であったとしても，倫理的な方法で実施されなければ問題があります。研究者はつい自身の興味を優先しがちですので，研究参加者に不利益を与えていないかどうか，常に倫理的配慮をする必要があります。研究参加者に与える不利益として，侵襲のある検査などがありますね。例えば，研究参加者が研究のためにCT検査を受ける場合，被曝の問題があるかもしれません。研究のために採血をする場合も参加者に負担がかかります。

　倫理指針とは，臨床研究において参加者に与える不利益を少なくするための基本原則を押さえるための指針です。2015年4月から「**人を対象とする医学系研究に関する倫理指針**」が施行されました。これは従来の「疫学研究に関する倫理指針（平成19年文部科学省・厚生労働省告示第1号）」と「臨床研究に関する倫理指針（平成20年厚生労働省告示第415号）」を統合した新たな倫理指針です。

　倫理指針の目次を見てみましょう。

倫理指針の目次
第1章　総則
第2章　研究者等の責務等
第3章　研究計画書
第4章　倫理審査委員会
第5章　インフォームド・コンセント等
第6章　個人情報等及び匿名加工情報
第7章　重篤な有害事象への対応
第8章　研究の信頼性確保
第9章　その他

研究が倫理的であるかどうかは，明確な研究計画がなければ判断できません。研究計画は，いままで学んできた研究デザインだけでなく，研究を実施する際に研究参加者からどのように同意を得るか（インフォームド・コンセント），研究のために収集したデータをどのように扱うか（個人情報），もし研究によって有害事象が発生してしまった場合，どのように対応するか（有害事象への対応）などを含みます。

　また，研究計画が倫理的であるかという判断は，研究者自身でなく第三者（倫理審査委員会）により行われなければなりません。

　ビート君たちもRQを明確な研究計画にするために検討を重ねてきました。研究を実施する前に，研究計画が倫理的であるかどうかを見直し，倫理審査委員会へ提出する必要があります。皆さんもビート君たちの研究計画が倫理的であるかどうか考えてみてください。

倫理審査委員会とは？

　倫理審査委員会とは，研究計画が倫理的であるかどうかを判断するための第三者組織です。研究者自身が倫理的であるかどうか客観的に判断することが難しいので，倫理審査委員会による審査が必要なのです。

　通常は次のようなステップで審査が行われます。

> ①申請書の作成
> ②倫理審査委員会での審議
> ③書類上の不備，計画書の内容について問い合わせ
> ④修正申請書の提出
> ⑤審査結果通知

　申請書は各組織によって雛形があることが多いです。京都大学「医の倫理委員会」ホームページからダウンロードできますので参考にしてください（http://www.ec.med.kyoto-u.ac.jp/）。

Q 倫理審査委員会に出さなければいけない研究は？

原則，人を対象とするすべての臨床研究は倫理審査の対象となります。しかし，既存のデータベースの二次解析（他の目的ですでに収集されたデータを用いて分析を行う）やメタアナリシス（すでに出版された論文の研究結果を利用して分析する手法）は倫理審査が免除される場合があります。各機関の判断になりますので必ず確認してください。京都大学ではデータベースの二次解析でも基本的に倫理審査を受けることが推奨されています。

Q 多施設研究の場合，倫理審査はどうするの？

多施設研究の場合も，原則としてすべての参加施設でそれぞれ倫理審査を受けることが必要です。しかし，代表施設で先に倫理審査の承認を得ることで，その他の施設では簡易的な審査（迅速審査）が可能になる場合があります。迅速審査を受けるためには，代表施設で承認を受けたことの証明書，および代表施設で提出した研究計画書が必要となります。参加する各施設では迅速審査が可能であるか事前に確認しておく必要があります。また，各施設に倫理審査委員会が設置されていないような場合は，外部の倫理審査委員会で共同審査を行う場合もあります。

Q うちの病院や薬局には倫理審査委員会がありません。どうしたらよいの？

外部の審査を受け付けてくれる研究機関，大学があります。各種大学，研究機関のホームページを参考にしてください。

同意取得

人を対象とするすべての臨床研究では，原則として研究参加者からの同意を取得する必要があります。同意取得のためには同意説明文書が必要です。同意説明文書では，研究の目的・内容だけでなく，研究によって起こりうる不利益，研究で収集したデータの取り扱い（個人情報保護）なども含まれます。同意説明文書のサンプルも京都大学「医の倫理委員会」ホームページか

ら入手可能です（http://www.ec.med.kyoto-u.ac.jp/）。

　臨床研究では原則として同意取得が必要であると述べましたが，同意が免除される場合もあります。例えば，観察研究で人体から採取された検体（血液検査など）を用いない場合です。日常診療で得られる情報のみを用いて研究を行う場合が相当します。その場合でも，研究を実施していることを院内告知することが求められる場合があります。

Q 小児や認知症にある高齢者など，対象者自身から同意を得るのが難しい場合はどうするの？

　小児の場合は両親（法的な保護者），高齢者の場合は家族などの代諾者に説明を行い，同意を得る必要があります。しかし，対象者自身にできるだけ研究の内容を伝える努力を怠ってはいけません。

Q 多目的なデータベースを構築する際の同意取得はどうすればよいの？

　多くのRQに回答可能な多目的データベースを構築することがあります。その際にRQごとに同意を得るのは大変です。そこで，集めたデータの二次利用を前提とした包括的な同意を取得することがあります。この場合でも，研究計画や結果などを公表するなど，どのように二次利用されたのかを提示する必要があると考えます。

個人情報保護

　臨床研究で利用するデータには個人情報が多く含まれています。データの取り扱い方法については，研究計画で明確に示す必要があります。患者番号，氏名，生年月日など個人の特定につながるデータは，研究用のIDに変換して匿名化される場合があります。多施設研究を行う場合に，参加施設外に個人情報を持ち出さないようにするために研究用IDで匿名化された後に中央へ集められます。

第 5 章　いざ，研究デザイン実践編！

利益相反とは？

　研究を実施する際にスポンサーがつくことがあります。例えば製薬企業が研究のために資金を提供した場合，研究者は製薬企業に有利な結果を導こうとしてしまうかもしれません。これを**利益相反**とよびます。

　これを防ぐには，利益相反の可能性がある事項をすべて公開することです。研究者は研究を発表する際に，スポンサーからどのような支援を受けているか公開する必要があります。利益相反が公開されていれば，利益相反によって研究計画や研究結果の解釈が歪められていないかどうかを，第三者が公正に判断することが可能であるからです。

＊　　　＊　　　＊

　すべての臨床研究において倫理的配慮は必須です。倫理指針や倫理審査委員会への申請書類を参考に，皆さん自身の研究計画の倫理性をチェックしてみてください。

第5章 One More Question

比較の質を高める

Q1 交絡をいろいろ考えると研究対象者の除外基準が厳しくなり，対象者が少なくなってしまいます。難しいですね。

A 交絡の影響を除くために，対象者をさまざまな基準で除外し限定を行う方法があります。しかし，除外基準を増やすと対象者数が減ります。さらに，特殊な集団のみが対象者に残り，得られた結果を他の集団に当てはめたいときに議論が生じます（一般化可能性の問題）。交絡を除外するために限定を行えば，対象者が偏り一般化可能性が低下するという相反する点がありますので，どこかで折り合う地点を見つける必要があります。

Q2 解析デザインは理解できましたが，実際に統計解析を行うことはハードルが高いです。やはり統計解析のトレーニングを受けたほうがいいのでしょうか？　何か簡単な統計ソフトはあるのでしょうか？

A 京都大学ではJMPやStataを利用しています。解析ソフトウェアを利用すれば，かなり高度な手法まで利用できますが，使い方や解釈を間違えると危険です。ソフトウェアによっては，解析実習のセミナーが開催されている場合があります。本書では解析実習までお伝えできませんでしたが，またどこかで紹介したいと思います。

> エピローグ

臨床研究の地図：7つのステップを総まとめ

ビート君 ふうたろう先生，しんのすけ先生のアドバイスのおかげで，「薬薬連携と血糖コントロールの関連に関する研究」を当院の研究倫理委員会に申請し，実施の許可が出ました．ありがとうございました！

ふうたろう先生 ほ〜う，それは良かったですね．今後が楽しみです．薬剤師さんが主任研究者になる観察研究なんてもしかしたら当院初めてじゃないかな．

ビート君 これまで当院の薬剤師は，症例報告や取り組み報告をしたことはありますが，分析的な観察研究は初めてです！

しんのすけ先生 すごいじゃない，ビート君！　当院初めての薬剤師主導による臨床研究の責任研究者ですよ！

ビート君 ふうたろう先生，しんのすけ先生にいろいろと教えていただいたおかげです．本当に感謝しています．

ふうたろう先生 いやいや，まだまだこれからですよ．実際に研究を実施し，最終的には論文作成，学会発表するまでの道のりがあります．

ビート君 はい．そこでもう一度，僕らの「薬薬連携と血糖コントロールの関連に関する研究」のリサーチ・クエスチョン（RQ）を，7つのステップで一つひとつ段階的に復習してみたいと思うのですが．

ふうたろう先生 それじゃあ，これまで教えてきたことの最終テストということで，責任研究者のビート君と協力研究者のコリンさん，ステップに従って一つひとつ説明してみてください．

デザインなき臨床研究は地図を持たない旅と同じ

ビート君 まず，はじめに臨床研究の最も大切な心得をふうたろう先生から学びました．それは，「デザインなき臨床研究は地図を持たない

臨床研究の地図：7つのステップを総まとめ

旅と同じ」です。RQの吟味や，そのRQに答えるための「研究の基本設計図」のデザインに時間をかけないで，すぐ測定やデータ収集を開始してしまうことは，地図を持たずに旅に出るようなものですね。

ふうたろう先生 そのとおり！！

ビート君 ですので，「臨床研究の7つのステップ」を常に頭の片隅に置いておきながら，ステップバイステップで進めていけば，ゴールである基本設計図「構造化抄録」に導かれます。

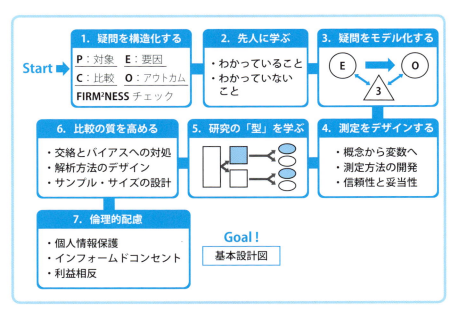

臨床研究の7つのステップ——漠然とした疑問から研究の基本設計図へ

〔福原俊一：臨床研究の道標；7つのステップで学ぶ研究デザイン 第2版（上）．健康医療評価研究機構，2017より〕

コリンさん そうでしたね。この7つのステップを1人でも進めることができる画期的なアプリ「QMentor」も紹介してもらいましたね。

ビート君 ホント，QMentorのおかげで，いつでもどこでもふうたろう先生，しんのすけ先生のアドバイスを受けているようでした。

エピローグ

QMentorの画面（完成した構造化抄録）
（アプリ画面を再構成）

【研究タイトル】	高齢糖尿病患者における薬薬連携と血糖コントロールの関連
【背景】	■ 分かっていたこと 　薬局と病院の薬剤師との間で情報共有が十分でない ■ 分かっていなかったこと 　情報共有の程度が患者の臨床アウトカムに影響するかどうか ■ 研究で分かること 　高齢糖尿病患者において薬局と病院での情報共有が血糖コントロールに与える影響
【目的】	高齢糖尿病患者における病院・薬局間の情報共有と血糖コントロールの関連を調べる
【PECO】	■ P：対象者 　高齢（75歳以上）の入院患者 　血糖降下薬を内服中 　退院時のHbA1c 7.0%以上 　ただし対象から除外しなければならないのは， 　自分で薬を飲めない患者 　他院へ転院した患者 　入院中に死亡した患者 　6カ月以上薬薬連携あり ■ セッティング：研究対象者を集める場所 　多施設の入院病棟 ■ E/I：要因/介入 　薬局と病院で病名・検査値のいずれかの情報共有あり　最近6カ月以内で薬薬連携を開始 ■ C：比較対照 　薬局と病院で病名・検査値のどちらも情報共有なし ■ O：アウトカム 　主要：HbA1cの変化量　副次：低血糖発作の有無
【型】	コホート研究（分析的観察研究）
【方法】	■ 測定方法 要因/介入は， 　　方法＝ お薬手帳への記載の有無 　　タイミング＝ 退院時 　　にて測定する アウトカムは， 　　方法＝ HbA1cの検査値の変化量 　　タイミング＝ 外来再診時（1年後） 　　にて測定する ■ 解析方法 　アウトカム変数の型＝ 連続的な数：連続変数 　解析の目的＝ 交絡因子で調整して要因とアウトカムの関連を調べる 　解析の方法＝ 線形回帰 ■ 交絡因子への対処 【限定】 　年齢 【回帰モデル】線形回帰 　もともとの血糖コントロール（薬薬連携開始前） 　年齢 　性別

臨床研究の地図：7つのステップを総まとめ

しんのすけ先生 ハハハ。それは言いすぎですが，とっても便利でしょ。

ふうたろう先生 ではビート君。君たちの「薬薬連携と血糖コントロールの関連」のRQをステップバイステップで解説してみてください。

ビート君 はい！！（ ￣＾￣）ゞ。僕らのRQは，はじめはかなりぼんやりとした疑問（クリニカル・クエスチョン；CQ）で，「病院薬剤師と薬局薬剤師が患者情報を共有すると高齢者の慢性疾患の管理の質が向上するのかなぁ〜」ぐらいでした。

コリンさん そうそう。いま，出来上がったRQを見ると，当初はホントぼんやりとした，漠然とした疑問だったのよね。

ビート君 まず，当初疑問をもったCQはどのようなタイプかを決めたんですよね。CQのタイプは4つに分類されるのですよね。

コリンさん そうそう。確か次の4つですね。

CQの4つのパターン

1. 病気や診療の実態を調べる
2. 原因と結果の関連を調べる
3. 治療や指導の効果を調べる
4. 診断や評価の方法の性能を調べる

しんのすけ先生 ではビート君，僕らのRQ「薬薬連携と血糖コントロールの関連」は，どのタイプでしたっけ？

ビート君 はい。「2. 原因と結果の関連を調べる」ですよね。

しんのすけ先生 そのとおりです。CQを分類したら，そのあと何をしたか覚えていますか，ビート君！

ビート君 はい！ ここが最大のポイント！！ ペコ，ピコですよ。

しんのすけ先生 正解。疑問を解決可能な形に構造化するのでしたよね。**7つのステップの第一段階（ステップ1）**でした。

エピローグ

255

エピローグ

PECO/PICO（ペコ/ピコ）

P（Patients/Participants）：誰に？（対象）
E/I（Exposure/Intervetion）：何があると？（要因），
　　　何を行うと？（介入）
C（Comparison）：何と比べて？（比較対照）
O（Outcome）：どうなるか？（アウトカム）

ビート君　僕らのあげたCQは「2．原因と結果の関連を調べる」ですので，
このタイプのCQはPECOやPICOの形式に変換することで明確に
なります。具体的には，この段階では以下のように決めました。

P：高齢（75歳以上）の入院患者
　　糖尿病で血糖降下薬を服用中
E：薬局と病院で患者の病名・検査値いずれかの情報共有あり
C：薬局と病院で患者の病名・検査値のどちらも情報共有なし
O：HbA1cの改善

コリンさん　PECOを作った後にロジカルチェックすることが重要だったわ
ね。覚えている？
ビート君　はい。

PECOのロジカルチェック

1．対象（P）＝要因（E）＋比較対照（C）
2．対象者の条件にアウトカムの有無は含まれない
3．要因/比較対照の条件にアウトカムの有無は含まれない
4．要因はアウトカムより先

コリンさん　そして，PECOは何度も揉んで良いRQに磨いていくのよね。そ
のポイント，QMentorに従って進めるとわかりやすいのよ。
ビート君　そうそう，FIRM²NESSチェックが必要ですね。このチェックに
QMentorが最適なんですよ。それから，もし可能なら研究デザ

インの型もこの段階である程度決めておいたほうがよかったんですよね。

良いリサーチ・クエスチョンとは？

Feasible：実現可能性
Interesting：真に興味あるテーマ
Relevant：患者・医療・社会にとって切実な
Measurable：要因やアウトカムを科学的に測定可能
Modifiable：要因やアウトカムを改善可能
Novel：新規性，いままでわかっていない
Ethical：倫理的，対象者に不利益を生じない
Structured：構造化された
Specific：明確，具体的な

しんのすけ先生 はい，そうですね。次は？

ビート君 **ステップ2：先人に学ぶ（文献検索）**を行い，RQ解決のヒントになるような情報収集と吟味ですね。ここでの結果は，テーマとなるRQでこれまでわかっていたこと，わかっていなかったこと，この研究で明らかになること，つまり最終的には論文で「背景」や「考察」となる部分を記載するときに大事になります。きちんと情報検索と吟味を行いたいものです。**ステップ3：概念モデルの作成**では，PECOを皆で議論したり自分自身の頭の中をクリアにしたりするためにもPECOをビジュアル的にすることは有効ですし，交絡やバイアスを見つけるきっかけにもなりますね。

しんのすけ先生 ビート君，すごいすごい！

ビート君 その後は**ステップ4：測定のデザイン**ですね。言葉（概念）を測るための変数にする段階です。測定のデザインで大切な3要素，つまり「何を測定するか」，「どういったものさしで測定するか」，「測定するときの条件は何か」の3つがポイントになりますよね。

エピローグ

また，測った結果の示し方や，研究の目的や方法によって測る指標（存在・発生・効果の指標）をきちんと選ぶことができるかが鍵となりますね。

ふうたろう先生 本当によく勉強したね，ビート君。

ビート君 えへへ〜(o^▽^o)ﾉ。次は**ステップ5：研究の型を選ぶ段階**です。ポイントは，介入の有無，比較の有無，測定のタイミングと観察の方向ですね。QMentorでは，下の画面のように研究デザインの最適な型がタイプ別にわかるようになっているので理解しやすかったですね。

 QMentorの画面（p.184の画面の再掲）　　　（アプリ画面を再構成）

	記述研究	横断研究（分析的）	コホート研究	症例対照研究	介入研究
病気や診療の実態を調べる	○				
治療・予防法の効果を調べる		△	○	△	◎
要因とアウトカムとの関連を調べる		○	◎	○	
診断法を評価する		○			

ステップ3完了

あなたの「研究デザインの型」が
コホート研究（分析的観察研究）
と明確になりました！
なお，あなたのRQと研究デザインの型との相性は以下となります。

コリンさん そうそう。ここまでできるとQMentorではこんな感じの画面になりました。

臨床研究の地図：7つのステップを総まとめ

 QMentorの画面（完成途中の構造化抄録） （アプリ画面を再構成）

【研究タイトル】	高齢糖尿病患者における薬薬連携と血糖コントロールの関連
【背景】	■ 分かっていたこと 　薬局と病院の薬剤師との間で情報共有が十分でない ■ 分かっていなかったこと 　情報共有の程度が患者の臨床アウトカムに影響するかどうか ■ 研究で分かること 　高齢糖尿病患者において薬局と病院での情報共有が血糖コントロールに与える影響
【目的】	高齢糖尿病患者における病院・薬局間の情報共有と血糖コントロールの関連を調べる
【PECO】	■ P：対象者 　高齢（75歳以上）の入院患者 　血糖降下薬を内服中 　退院時のHbA1c 7.0%以上 　ただし対象から除外しなければならないのは， 　自分で薬を飲めない患者 　他院へ転院した患者 　入院中に死亡した患者 ■ セッティング：研究対象者を集める場所 　多施設の入院病棟 ■ E/I：要因/介入 　薬局と病院で病名・検査値のいずれかの情報共有あり ■ C：比較対照 　薬局と病院で病名・検査値のどちらも情報共有なし ■ O：アウトカム 　血糖の長期コントロール（1年後のHbA1c変化量）
【型】	コホート研究（分析的観察研究）
【方法】	■ 測定方法 　要因/介入は， 　　方法＝お薬手帳への記載の有無 　　タイミング＝退院時 　　にて測定する 　アウトカムは， 　　方法＝HbA1cの検査値の変化量 　　タイミング＝外来再診時（1年後） 　　にて測定する

ビート君　さてさて，お次は**ステップ6：比較の質を高め，さらに洗練されたRQにする**ことですね。そのためには，比較の質を落とす原因を知らなくてはならなかったのですよね。データそのものが正しいのか？　比較を邪魔するものがないか？　つまり交絡やバイアスの影響がないか吟味する。このときにステップ2の概念モデル

エピローグ

で考えるとわかりやすいですね。さらに，偶然得られた結果かどうかを区別する必要があるのですよね。

コリンさん 交絡とバイアスはごっちゃになりやすいのできちんと知っておかなければならないわね（表1）。さらに，サンプルサイズの見積もり，そして解析方法のデザインを行うのよね。

表1 交絡とバイアスの違い

	交絡	バイアス
どの段階で生じるか？	比較する段階	対象者を選択する段階 要因・アウトカムを測定する段階
原因は？	交絡因子	対象者の選択方法 測定方法
測定結果は正しいか？	正しい	誤っている

研究は患者さんのために行うもの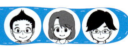

ビート君 ここまでくれば最終段階。出来上がったRQの**倫理的配慮を行うステップ7**に進み，研究倫理委員会で承認されれば研究が実施できるというわけです！

ふうたろう先生 ビート君やるじゃない！　ホントよくやりました。

ビート君 えへへ～(o^▽^o)ﾉ

コリンさん また調子に乗って～。とはいえ，いつの間にかここまで勉強していたとは，ホントすごいすごい。

ビート君 後輩もどんどん入ってきますし，臨床と臨床研究をバンバンやって，先輩としてカッコいいとこ見せなきゃ！

ふうたろう先生 こらこら！　研究は何の目的で行うのでしたっけ？

ビート君 あっ，そうでした。研究者や医療者の自己満足のためではなく，患者さんのために行うということを忘れてはいけませんね！　これからももっともっと頑張ります！

QUIZの解答

🧩 第1章-1 （p.12）

A…① **B**…③ **C**…② **D**…④

🧩 第1章-2 （p.19）

P 大学生
E 朝ごはんを抜くことが週2日以上
C 朝ごはんを抜くことが週1日以下
O 健診でBMI 25以上

＊上記は解答の一例です。皆さんも工夫したPECOを考えてみてください。

🧩 第1章-3 （p.30）

　運動習慣と減塩習慣は重複する可能性があるので，①の条件を満たさない可能性があります。また，血圧の状態によって運動を始めたり減塩を始めたりする可能性があるので，③の条件も満たさない可能性があります。

🧩 第1章-4 （p.41）

左	右（対応）
Feasible	研究対象者を必要な数だけ集めることができる
Interesting	研究テーマは関心をよぶ
Relevant	テーマが患者さんにとって重要である
Measurable	アウトカムを適切な指標で定義し数値化できる
Modifiable	アウトカムを改善することができる
Novel	研究テーマは過去に明らかになっていない
Ethical	対象者に害を加えず，個人情報も保護されている
Structured	PECOの構造に矛盾がなく整理されている
Specific	PECOの各要素が明確である

第2章-1 (p.56)

A…① B…③ C…②

第2章-2 (p.65)

① 離散変数　　② 名義変数　　③ 順序変数　　④ 連続変数

第2章-3 (p.74)

① 2÷50＝0.04　よって有病割合は4%

② 7÷50＝0.14　よって発生割合（リスク）は14%

③ 3＋10＋12＋17＋21＋25＋28＝116

　総観察人日＝116＋（31×43）＝1,449

　7÷1,449＝0.0048

　よって発生率は0.0048/日（1人日あたり0.0048件の発生）

第2章-4 (p.83)

① うがいグループの風邪発生割合　　3÷30＝0.1

　非うがいグループの風邪発生割合　8÷40＝0.2

　0.1÷0.2＝0.5　　よってリスク比は0.5

② 0.1－0.2＝－0.1　　よってリスク差は－10%ポイント

第3章-1 (p.105)

A…② B…④ C…① D…③

第3章-2 (p.117)

① 交絡　　② バイアス（より正確には情報バイアス）　　③ 偶然誤差

索 引

■ 英数字 ■

2値　220
　——変数　60
　——をとるカテゴリ変数　70
95％信頼区間　140, 199
At Risk　175
Cox回帰モデル　221
Designing Clinical Research　34
effect on X　151
Ethical　39, 188
Feasible　34, 184
FINER　34
FIRM^{2}NESSチェック　34, 48, 127, 184
Gold standard　53
Google Scholar　84
HbA1c　174
Interesting　36, 185
internal validity　40
interrupted time series analysis　152
JMP　251
Kaplan-Meier　239
Log-rank検定　162, 239
Measurable　37, 185
Modifiable　38, 187
Novel　39, 187
Number needed to treat（NNT）　82
patient reported outcome（PRO）　38
PECO　16, 125
　——縛り　29
　——と型　137
　——にならないリサーチ・クエス
　　チョン　28
　——の落とし穴　20, 125
　——のロジカルチェック　25, 126, 175
peer review　40

PICO　17, 39, 125
PubMed　84
QMentor　171
Relevant　37, 185
So What？　196
Specific　41, 188
Stata　251
Structured　41, 188
t-検定　239
αエラー　153, 205
βエラー　205

■ 和文 ■

あ

アウトカム　26, 50, 71, 114, 151
　患者報告型——（PRO）　38
　主要——　149
　将来の——　240
　副次——　149, 208
アウトカム変数の型　238
アンケート調査　154, 159

い

医学雑誌　40
一般化可能性　217, 230, 251
イベント発生までの時間　221
因果の逆転　92
インフォームド・コンセント　246

う

後ろ向き　138
　——研究　95

え

エビデンスレベル　118

お

横断研究　94, 98, 138
オッズ比　101, 220

か

回帰モデル　220
　　──の選択法　239
　　Cox──　221
　　線形──　220
　　ロジスティック──　220, 240
解析方法　233
カイ二乗検定　239
介入研究　102, 155, 218
概念モデル　113, 119, 142
過去起点コホート研究　138
カテゴリ変数　60, 70, 132
観察研究　102, 116
観察の方向　95
観察変数　53
患者報告型アウトカム（PRO）　38

き

記述研究　104
基準関連妥当性　54
客観的指標　53
共通効果の指標　219
京都大学「医の倫理委員会」　247

く

偶然誤差　110, 140, 236
組み入れ基準　36
クリニカル・クエスチョン（CQ）
　　7, 16, 123
　　──の4つのパターン　10, 124
　　──を思いつく視点　10, 123
　　──をリサーチ・クエスチョンに
　　　する　146

け

傾向スコア　221
系統誤差　236
ケース・コントロール研究　95, 98
原因と結果の関連を調べる　10, 16
研究デザインの型　88, 137
　　──を決めるポイント　182
　　──を分類するポイント　138
研究の基本設計図　18, 253
検出力　205
検証的なリサーチ・クエスチョン　29, 42
検定　238
限定　217

こ

効果サイズ　206
効果修飾因子　118
効果の指標　80, 136
構造化された研究計画　171
交絡（または交絡因子）
　　112, 141, 198, 214
　　──の3条件　115, 144
　　──の予防　217
　　──への対処法　216
　　治療選択──　116
交絡調整　219, 236
　　──法　221
個人情報保護　249
コホート研究　95, 98
　　過去起点──　138

さ

再テスト信頼性　54
差と比　81
さん（三）た論法　24
サンプルサイズ　204
　　──設計　185

索引

し

実現可能性　34, 184
　──を決める要素　204
質的研究　38
四分位範囲　61
四分表　26, 126
縦断研究　94, 138, 183
主観的指標　53
主要アウトカム　149
順序変数　60, 132
情報バイアス　154, 198, 229, 231
除外基準　251
迅速審査　248
診断や評価の方法の性能を調べる　10
　──リサーチ・クエスチョン　29

せ

正規分布　61, 132
絶対指標　83
セッティング　35, 147, 174
線形回帰モデル　220
前後比較　24, 151, 161
潜在変数　53
先人に学ぶ　56
選択バイアス　198, 229, 230
　──で注意すべきギャップ　230

そ

操作変数　221
相対指標　83
層別　219
測定結果の示し方　57
測定のタイミング　94
測定のデザイン　39, 47
　──の3つの要素　50, 130
存在の指標　70, 78, 133

た

第3の因子　111, 214
対象者の数（人数）　201, 204, 238
多施設研究　248
脱落　98
多変量解析　240
探索的なリサーチ・クエスチョン　28, 42

ち

中央値　61
中間因子　115
調整　216
治療選択交絡　116

て

データ（変数）の型　60
データの要約　60

と

同意取得　248
統計解析　236

な・に

内容的妥当性　54

は

バイアス　52, 112, 142, 197, 225
「背景」に書くべきポイント　196
箱ひげ図　62
ハザード比　221
発生の指標　71, 78, 134
　率で示す──　73, 135
　　割合で示す──　72, 134
発生割合　101
ばらつき　236

ひ

比較する際の3つのポイント　110, 140

265

比較対照群　103, 151
比較の質　106, 197, 211
　　——を落とす原因　197, 214
ヒストグラム　62, 239
人を対象とする医学系研究に関する
　　倫理指針　246
批判的吟味　194
標準偏差　61

ふ

副次アウトカム　149, 208
服薬アドヒアランス　39, 157
文献検索　39, 56
分析的観察研究　104

へ

平均値　61
　　——の差　206, 220
変数の型　132

ま

前向き　138
　　——研究　95
マッチング　217

め・も

名義変数　60, 132
目的と方法の一致　197
モデル　220

ゆ

有病割合　71

よ

良いものさしの条件　85, 131
要因　114
　　——とアウトカムの時間的関係　92
予後因子　113, 143

ら

ランダム化　218
ランダム化比較試験（RCT）
　97, 102, 118
　　——の実施手順　103
ランダム割付　103, 218

り

利益相反　250
リサーチ・クエスチョン　16, 31, 123
　　クリニカル・クエスチョンを——に
　　　する　146
　　検証的な——　29, 42
　　診断や評価の方法の性能を調べる——
　　　29
　　探索的な——　28, 42
　　病気や診療の実態を調べる——　28
離散変数　60, 132
リスク　78, 101
　　——差　81, 237
　　——比　81, 101, 199
率で示す発生の指標　73, 135
量的研究　38, 130
臨床研究の7つのステップ　19, 233, 253
倫理指針　39, 246
倫理審査委員会　247
倫理的配慮　243

れ・ろ

連続変数　60, 132, 220
ロジスティック回帰モデル　220, 240

わ

割合で示す発生の指標　72, 134
割合の差　208
割付　102

266

Profile

福間 真悟
Fukuma Shingo

京都大学大学院医学研究科 人間健康科学系専攻
京阪神次世代グローバル研究リーダー育成コンソーシアム 特定准教授
福島県立医科大学 臨床研究イノベーションセンター 特任准教授
認定NPO法人 健康医療評価研究機構 上席研究員

●略歴

2002年　広島大学医学部医学科 卒業

2002年〜2010年　腎臓・透析・内科の臨床医として広島で勤務

2008年　腎臓・透析医のための臨床研究デザイン塾に5期生として参加

2010年〜2013年　京都大学大学院医学研究科 医療疫学分野 博士課程

2010年　認定NPO法人 健康医療評価研究機構 研究員

2013年　京都大学医学部附属病院 臨床研究総合センター 特定助教

2014年　福島県立医科大学 特任准教授 兼任
　　　　認定NPO法人 健康医療評価研究機構 上席研究員

2014年　京都大学医学部附属病院 臨床研究総合センター 特定講師

2016年　京都大学医学部附属病院 臨床研究教育・研修部 特定准教授

2017年　京都大学大学院医学研究科 人間健康科学系専攻
　　　　京阪神次世代グローバル研究リーダー育成コンソーシアム 特定准教授

2017年　日本臨床疫学会 上席専門家

●専門分野

臨床疫学（日本臨床疫学会 上席専門家，社会医学系指導医），内科学（内科専門医，腎臓内科専門医，透析専門医）

●主な活動

疫学の方法論を応用し，ヘルスデータを正しく分析・解釈することで，予防・医療・介護の現場におけるさまざまな課題解決を目指しています。
HP：http://shingo-fukuma.jp/

Profile

渡部 一宏
Watanabe Kazuhiro

昭和薬科大学 臨床薬学教育研究センター 実践薬学部門 教授
学校法人 昭和薬科大学 理事
認定NPO法人 健康医療評価研究機構 学術諮問委員

●略歴

1995年　昭和薬科大学薬学部薬学科 卒業

1997年　昭和薬科大学大学院薬学研究科 修士課程修了（薬学修士）

1997年　財団法人 聖路加国際病院薬剤部 入職

2008年　共立薬科大学大学院薬学研究科 博士（社会人）課程修了〔博士（薬学）〕

2009年　財団法人 聖路加国際病院薬剤部 退職

2009年　昭和薬科大学 医療薬学教育研究センター 講師

2013年　昭和薬科大学 医療薬学教育研究センター 准教授

2017年　昭和薬科大学 臨床薬学教育研究センター 実践薬学部門 教授

2017年　学校法人 昭和薬科大学 理事 併任

●主な資格・所属学会

日本医療薬学会 認定指導薬剤師

日本乳癌学会 代議員

日本医療薬学会 代議員

日本医薬品情報学会 代議員

認定NPO法人 健康医療評価研究機構 学術諮問委員

日本臨床疫学会 学術専門委員 認定専門家

●受賞

日本病院薬剤師会 江口記念がん優秀活動賞（2016年）

日本薬剤学会 旭化成創剤研究奨励賞（2017年）

●専門分野

臨床薬学，製剤学，臨床疫学

Profile

福原 俊一
Fukuhara Shunichi
京都大学 教授
福島県立医科大学 副学長

● 略歴

1979年	北海道大学医学部医学科卒業
1979年〜1980年	横須賀米海軍病院 インターン
1980年〜1983年	カリフォルニア大学サンフランシスコ校 内科 レジデント
1983年〜1990年	国立病院東京医療センター 内科医員
1985年〜1990年	東京大学医学部第4内科 非常勤講師
1990年〜1991年	ハーバード大学医学部 臨床疫学部門および医療政策部門 客員研究員
1991年	ハーバード大学公衆衛生大学院 修士課程卒業
1991年〜1993年	東京大学大学院医学系研究科 第一臨床部門 講師
1997年〜1999年	東京大学大学院医学系研究科 内科学専攻，国際保健学専攻 講師
1999年〜2000年	オーストラリアニューキャッスル大学 臨床疫学・生物統計学センター 客員助教授
2000年〜	京都大学大学院医学研究科 医療疫学分野 教授
2000年〜2002年	東京大学 教授 併任
2012年〜	福島県立医科大学 副学長
2013年〜2016年	京都大学大学院医学研究科 社会健康医学系専攻 専攻長
2013年〜2016年	京都大学大学院医学研究科 副研究科長
2016年〜	京都大学病院 臨床研究教育研修部長
2018年	日本臨床疫学会 代表理事

● 専門分野

内科学，臨床疫学，アウトカム研究

もしあなたが臨床研究を学んだら
医療現場はもっとときめく

定価　本体3,600円（税別）

2019年2月28日　発　行
2019年5月25日　第2刷発行

監　修　　福原　俊一

著　者　　福間　真悟　渡部　一宏

発行人　　武田　正一郎

発行所　　株式会社　じ ほ う

　　　　　101-8421　東京都千代田区神田猿楽町1-5-15（猿楽町SSビル）
　　　　　電話　編集　03-3233-6361　販売　03-3233-6333
　　　　　振替　00190-0-900481
　　　　＜大阪支局＞
　　　　　541-0044　大阪市中央区伏見町2-1-1（三井住友銀行高麗橋ビル）
　　　　　電話　06-6231-7061

©2019　　　　　　　　　　漫画　いちごとまるがおさん　　装丁　二ノ宮匡
Printed in Japan　　　　　組版　UNISON　　印刷　（株）日本制作センター

本書の複写にかかる複製，上映，譲渡，公衆送信（送信可能化を含む）の各権利は
株式会社じほうが管理の委託を受けています。

JCOPY ＜出版者著作権管理機構　委託出版物＞
本書の無断複製は著作権法上での例外を除き禁じられています。
複製される場合は，そのつど事前に，出版者著作権管理機構（電話 03-5244-5088,
FAX 03-5244-5089, e-mail：info@jcopy.or.jp）の許諾を得てください。

万一落丁，乱丁の場合は，お取替えいたします。

ISBN 978-4-8407-5150-6